GU RATGEBER KINDER

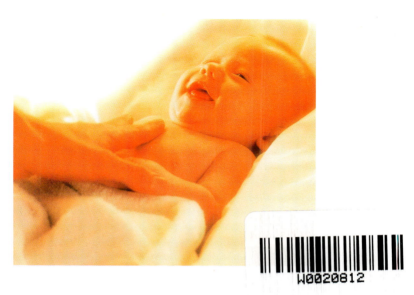

CHRISTINA VOORMANN
DR. MED. GOVIN DANDEKAR

Babymassage

Berührung, Wärme, Zärtlichkeit

- ➤ Babys von 0 – 12 Monaten sanft fördern und heilen
- ➤ Viele neue Rezepte für Öle und Kräuterpasten
- ➤ EXTRA: Mit Verwöhnprogramm für die Mutter

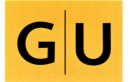

Inhalt

Ein Wort zuvor 5

Berührung ist Leben 7

Massage – Nahrung für die Seele 8
Liebe geht unter die Haut 8
  Massage: Eine Anwendung mit vielen Facetten 9
Berührung von Anfang an 11
  Warum Babys berührt werden wollen 11
  Berührung macht Kleine ganz groß 12
Massagen hier und anderswo 13
  Berührung und Körperkontakt bei Naturvölkern 13
  Zwischenmenschliches in der westlichen Welt 14

Die indische Babymassage 15
Indische Weisheit für Europa 15
  Ayurveda – was ist das? 15
Schnell wieder fit nach der Geburt 17
  Junge Mütter liebevoll umsorgt 17
  Erholung und Pflege nach der Entbindung 19

Willkommen auf der Erde! 20
  Indische Babymassage nach der Geburt 21
Endlich zu zweit – ein Erfahrungsbericht 22

PRAXIS

Zärtliche Babymassage 25

Massage mit Ölen, Pasten und Pulvern 26
Alles über Massageöle 26
  Öle für die Babymassage 28
  Kräuteröle 28
Mit Pasten und Pulvern massieren 32
Ghee – die indische Variante 33

Massage ganz nach Babypersönlichkeit 34
Die Lehre von den Doshas 34
  Die »Baby-Doshas« 35

Gut vorbereitet anfangen 38
Der passende Rahmen 38
Vom richtigen Zeitpunkt 39
Die sanfte Wohltat vorbereiten 40

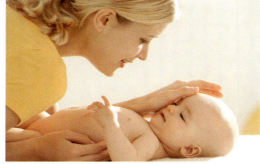

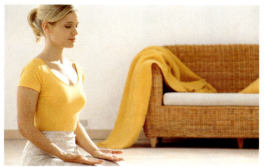

Massagen für jeden Tag	42
Gut vorbereitet – es kann losgehen!	42
Massagen für die ersten vier Lebenswochen	43
Massagen vom 2. bis 7. Monat	44
Die Morgenmassage	44
Die Abendmassage	50
Massagen vom 8. bis 12. Monat	54
Kurzmassage	56
Was dem Baby sonst noch gefällt	57
Beschwerden lindern mit Massagen	59
Rund um Babys Bauch	59
Hilfen bei Erkältung	62
Sonnenbrand	63
Neurodermitis	63
Glückliche Mütter – frohe Babys	65
Wenn Frauen Mütter werden	66
Das Wunder der Geburt	66
Auf und Ab von Körper und Seele	67
Sanfte Berührung: die Partnermassage	68
Vorbereitung der Massage	68
Fuß- und Beinmassage	69
Rückenmassage	71
Balsam für Körper und Seele	73
Depressionen und Erschöpfung	73
Rund ums Stillen	75
Schönheitspflege ganz natürlich	77
Den Körper von Ballast befreien	77
Gesunde, schöne Haut	78
Zurück zur Figur	80
Gymnastik im Wochenbett	80
Yoga für zu Hause	81
Gesunde Ernährung im Wochenbett	84
Ayurvedisch essen	84
Verwöhnprogramm für junge Mütter	86
Zeit und Gelegenheit finden	86
»Ich-verwöhn-mich-Ritual«	87
Streicheleinheiten für Körper und Seele	87
Entspannendes Bad	89
Zum Nachschlagen	90
Massageöle im Überblick	90
Adressen, die weiterhelfen	93
Bücher, die weiterhelfen	94
Beschwerden- und Sachregister	94

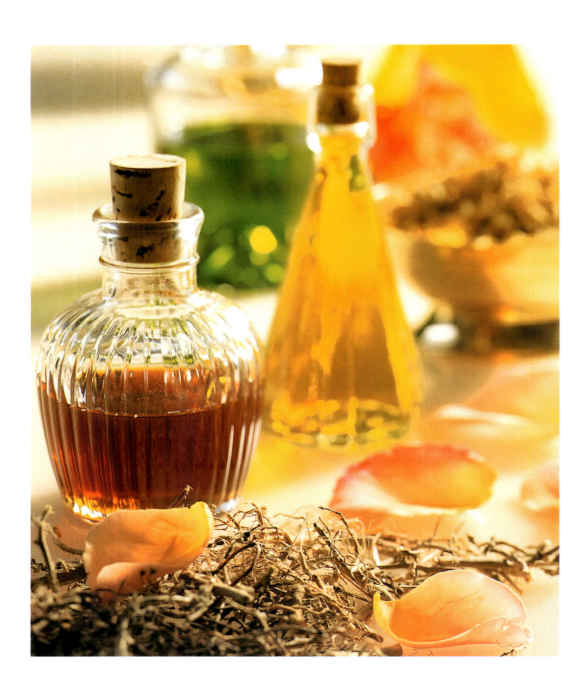

Ein Wort zuvor

Die Sehnsucht nach Berührung, Geborgenheit und Wärme existiert seit Menschengedenken. Kein Wort kann so viel ausdrücken wie eine Geste, die von Herzen kommt. Jeder Mensch braucht liebevolle Berührungen, besonders aber die Kleinsten unter uns: die Babys. Was bei uns angesehene Wissenschaftler durch langwierige Forschungsarbeit jetzt als Grundlage für ein langes, gesundes Leben wiederentdeckt haben, wird in anderen Kulturen schon lange praktiziert: Die Babymassage ist in Indien und vielen anderen asiatischen und afrikanischen Ländern seit Jahrhunderten selbstverständlich. Wir – die Menschen aus der »modernen«, industrialisierten Welt – stehen etwas verloren daneben: Fast haben wir schon verlernt, wieviel wir mit einer sanften Berührung geben können. Und doch ist es ganz einfach: Wir brauchen nur etwas Zeit und Liebe – und unsere Hände. Dieses Buch will Ihnen dabei helfen, Ihr Baby mit Massagen zu verwöhnen, ihm mit Ihrer liebevollen Berührung einen »Vorrat« an Vertrauen, Liebe und Selbstbewußtsein mitzugeben – den Grundstein für ein glückliches, gesundes Leben. Die Massagen, Tips und Rezepturen in diesem Buch orientieren sich zum Großteil an der alten indischen Gesundheitslehre Ayurveda. Ziel dieser Wissenschaft ist es, den Menschen ein möglichst langes, zufriedenes und gesundes Leben zu ermöglichen. Ich freue mich deshalb besonders, daß es gelungen ist, Dr. med. Govin Dandekar als Co-Autoren zu gewinnen. Dr. Dandekar ist einer der wenigen in Europa ansässigen Ayurveda-Ärzte.

Als Mutter von vier Kindern weiß ich um die Gefühle, Ängste und Wünsche einer Frau nach der Geburt eines Kindes. Deshalb war es mir ein tiefes Bedürfnis, neben Anleitungen für die Massage Ihres Babys auch ein Kapitel in dieses Buch aufzunehmen, das sich ausschließlich dem Wohlbefinden der Mutter widmet.

Nicht zuletzt soll dieses Buch aber auch Aufforderung und Ermutigung sein: wieder mehr zu streicheln, zu umarmen und zu berühren – unsere Babys ebenso wie die Dreißig-, Fünfzig- und Siebzigjährigen.

Christina Voormann

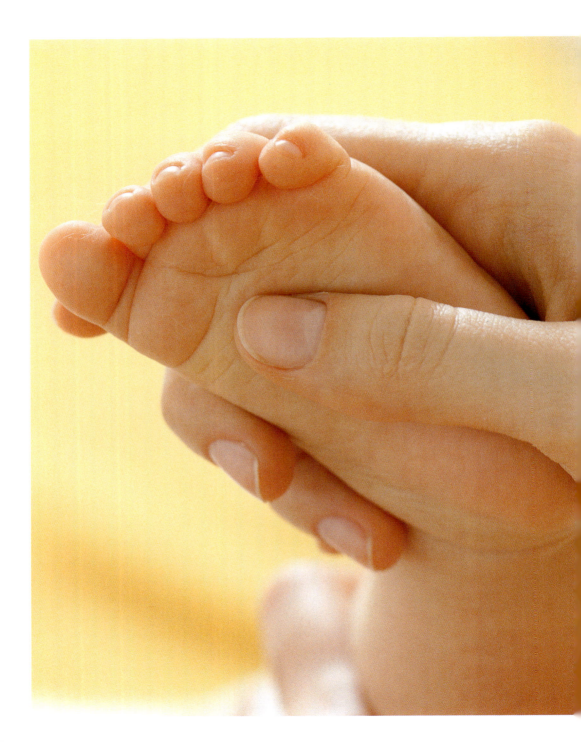

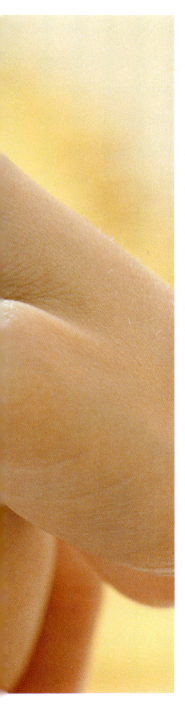

Berührung ist Leben

Gerade in Ausnahmesituationen des Lebens wünschen wir uns das Mitgefühl anderer Menschen. Oft jedoch versagen Worte in einem solchen Augenblick. Dann besinnen wir uns auf eine Sprache, die jeder versteht und die ohne Worte auskommt: Wir berühren einander. Eine innige Umarmung oder eine liebevolle Berührung können viel mehr ausdrücken als ein Wort. Auch im Alltag entfaltet die Berührung ihre Kraft: Eine Massage oder ein sanftes Streicheln nach einem langen, anstrengenden Tag ist eine Wohltat. Berührung ist für uns Erwachsene wichtig und angenehm – für Babys ist sie sogar lebensnotwendig.

Massage – Nahrung für die Seele

Eine sanfte Berührung kann deutlicher als jedes Wort Zuneigung vermitteln und Wohlbefinden auslösen. Hautkontakt kann sogar heilen, das weiß man heute sicher. So ist es nicht erstaunlich, daß gerade in Lebensphasen, in denen Menschen besonders hilfsbedürftig, verletzlich oder erschöpft sind, die Massage seit Hunderten von Jahren zur Heilung eingesetzt wird.
Die Massage ist die älteste Behandlungsform, die von Menschen praktiziert wird. Sie dient dem Wohlbefinden und ist ein bewährtes Heilmittel, das in jedem Medizinsystem der Welt eingesetzt wird.

Liebe geht unter die Haut

Berührung: angenehm und heilsam

Massage unterstützt ganz besonders das Bedürfnis des Menschen nach Körperkontakt und Zuwendung, nach Wärme und Geborgenheit. Sie befriedigt das tiefe menschliche Bedürfnis, zu berühren und berührt zu werden, und wirkt über die Haut auf den Körper und seine Organe ein. Massage strafft das Gewebe, stärkt die Muskulatur und lindert Schmerzen. Sogar der Seele kann mit einfühlsamen Streicheleinheiten geholfen werden.

Sanft heilen mit Massagen

Die positive Wirkung von Massagen wurde in der westlichen Medizin vor etwa einhundert Jahren wiederentdeckt. Damals begann Georg Groddeck, der Begründer der Psychosomatik, mit Massagen zu arbeiten. Er nutzte dabei vor allem die Tatsache, daß die Massage mit allen Sinnen aufgenommen wird: Geruchs- und Gehörsinn, Sehen und Fühlen werden gleichzeitig angesprochen.

Ein sinnliches Erlebnis

Durch die Massage wird seelisches und körperliches Wohlbefinden ausgelöst. Der Hautkontakt wirkt streßlösend, und die Selbstheilungskräfte des Körpers werden angeregt. Der Patient wird durch eine Massage außerdem stärker für seinen Körper sensibilisiert: Er nimmt ihn bewußter wahr – auch das motiviert die Selbstheilungskräfte des Organismus.

Die Haut – ein empfindliches Sinnesorgan

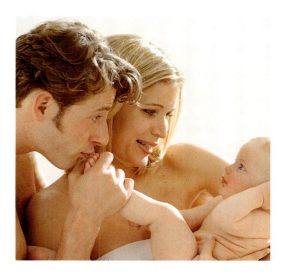

Die Haut ist das größte Organ des Menschen. Ausgebreitet würde sie eine Fläche von knapp zwei Quadratmetern bedecken. Über 500.000 Sinneszellen geben ihre Wahrnehmungen ans Rückenmark weiter. Berührung ist die tiefste Sinnesempfindung des Menschen, stärker als das Riechen, Schmecken, Hören und Sehen. Wie empfindlich das Sinnesorgan Haut ist, wird deutlich, wenn wir auf Reize von außen reagieren: Wir erröten vor Scham, werden blaß vor Schreck oder bekommen aus Furcht eine Gänsehaut.
In jeder Sprache zeugen zahlreiche Redewendungen davon, wie wichtig uns die Haut ist und welch enger Zusammenhang zwischen unserem seelischen Zustand und der Haut besteht: Man möchte beispielsweise ab und an »aus der Haut fahren«, Erlebnisse können »unter die Haut« gehen, manchmal wäre es ganz gut, eine »Elefantenhaut« zu haben. Und wenn wir in großer Bedrängnis sind, versuchen wir schließlich nur noch, »unsere Haut zu retten«.

Sensibler »Gefühlsmesser«: die Haut

Liebevolle Berührung und Hautkontakt sind für jeden Menschen wichtig, besonders aber für Babys.

Massage: eine Anwendung mit vielen Facetten

Viele glauben, daß es einer langwierigen Ausbildung bedarf, um »richtig« massieren zu können. Das stimmt nicht unbedingt: Es kommt darauf an, wen Sie massieren und was Sie mit der Massage erreichen wollen. Soll eine Krankheit geheilt werden, ist man häufig bei einem ausgebildeten Masseur am besten aufgehoben. Wollen Sie lediglich erreichen, daß der andere sich wohl fühlt, sind Zuneigung, Fingerspitzengefühl und einige Griffe völlig ausreichend. Folgende Anwendungsgebiete der Massage gibt es:

Massage – Nahrung für die Seele

Die therapeutische Massage

Berührung als Medizin

Die therapeutische Massage wird gezielt eingesetzt, um Beschwerden zu lindern oder Krankheiten zu heilen. Sie ist mittlerweile ein fester Bestandteil der modernen Medizin. Wer diese Massage durchführen will, muß eine mehrjährige Ausbildung absolviert haben. Er muß grundlegende Kenntnisse über die Anatomie und die physiologischen Vorgänge im menschlichen Körper haben.

Nur bestimmte Berufsgruppen sind berechtigt, Patienten mit therapeutischen Massagen zu behandeln. So dürfen zum Beispiel Krankengymnasten, auch Physiotherapeuten genannt, Masseure und Heilpraktiker mit einer entsprechenden Qualifikation solche Behandlungen durchführen.

Die kosmetische Massage

Schön und gesund mit Massagen

Die Ausbildung an einer Berufsfachschule für Kosmetik vermittelt Kenntnisse kosmetischer oder gesundheitsfördernder Massagen. Diese dienen lediglich der allgemeinen Gesundheits- und Schönheitspflege. Absolventen einer solchen Schule sind nicht berechtigt, therapeutische Massagen anzubieten. Das betrifft auch Teilnehmer eines Massagekurses.

Massagen können Krankheiten heilen oder lindern – und sie helfen, sich wohl zu fühlen.

Die Massage des Herzens

Jeder Mensch verfügt über die angeborene Fähigkeit, mit einer Berührung bei einem anderen zum Wohlbefinden oder sogar zur Heilung beizutragen. Diese Begabung wenden wir oft unbewußt an, indem wir kleine Gesten und Berührungen einsetzen. Auch bei einer entspannenden oder anregenden Massage greifen wir auf diese natürliche Fähigkeit zurück. Es ist unumstritten, daß eine solche »Laienmassage« nicht nur angenehm ist, sondern sogar heilend wirken kann.

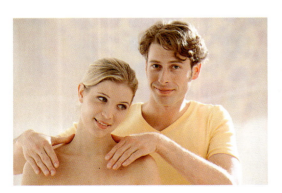

Häufig verwendete Massagegriffe

Das *Streichen* kann anregend oder entspannend wirken – je nachdem, wie schnell und mit wieviel Druck massiert wird. Streichungen beeinflussen besonders den Lymphfluß positiv.

Beim *Reiben* wird mit der Daumenkuppe oder dem Handballen etwas Druck ausgeübt und in kleinen Kreis- und Spiralbewegungen massiert. Mit Reibungen können Sie Muskelschmerzen lindern und Verspannungen lösen.

Bei *Knetungen* behandeln Sie das fleischige Muskelgewebe wie einen Kuchenteig: Eine größere Hautpartie wird zwischen die Fingerspitzen genommen, gepreßt, gedrückt und gerollt. Eine Knetmassage wenden Sie an, um Muskeln weicher zu machen und das Gewebe kräftig durchzuarbeiten.

Um *Schwingungen* zu erzeugen, setzen Sie die Fingerspitzen auf die massierte Körperpartie auf, rütteln leicht vor und zurück und bewegen dabei die Hände voneinander weg. Diese Massage nimmt die massierte Person als leichte Wellenbewegung wahr. Schwingungen wirken entspannend.

Berührung von Anfang an

Zärtliches Willkommen
Liebevolle Berührung braucht jeder Mensch. Besonders in den ersten Lebensmonaten ist Körperkontakt für Babys lebenswichtig. Er stärkt das Selbstbewußtsein des Kindes – es erfährt so, daß es geliebt wird. Ein Kind, das in dieser Zeit viel berührt und gestreichelt wurde, verfügt später über eine bessere Kommunikations- und Beziehungsfähigkeit. Viele aktuelle Studien bestätigen, wie bedeutend dieser frühe Hautkontakt für die Entwicklung des Menschen ist.

Warum Babys berührt werden wollen

Hautnah bei Mama und Papa
Die Nähe zur Mutter ist in den ersten Lebensmonaten sehr wichtig für eine gesunde körperliche, geistige und seelische Entwicklung eines jeden Menschen. Die Erlebnisse dieser Monate – positive ebenso wie negative – prägen einen Menschen für sein gesamtes späteres Leben.

Massage – Nahrung für die Seele

In verschiedenen Studien wurde nachgewiesen, daß sogar Haltungsschäden, Eßstörungen, Komplexe oder Ängste ihren Ursprung in dieser kurzen frühkindlichen Phase haben können.

Berührung macht Mut fürs Leben

Der bekannte englische Humanwissenschaftler Ashley Montagu stellte 1971 in seinem Buch »Körperkontakt« dar, wie wichtig der Hautkontakt nach der Geburt ist. Montagu geht sogar davon aus, daß Menschen, die in ihrer Kindheit zu wenig Liebe und Zuwendung erfahren haben, als Erwachsene nur noch eingeschränkt empfindungs- und liebesfähig sind.

Massagen machen Babys glücklich

Untersuchungen haben ergeben, daß regelmäßig massierte Babys weniger weinen als ihre Altersgenossen. Sie sind aufgeschlossener und umgänglicher. Sogar die motorische Entwicklung eines Babys wird durch regelmäßige Massagen positiv beeinflußt.

Ausgeglichen dank Massagen

Mit Massagen kann auch Kindern geholfen werden, die unter schweren Krankheiten leiden: Die regelmäßige Entspannungsmassage – am besten verabreicht von den Eltern des Kindes – hilft dem Kind, Ängste abzubauen, die ja oft eine Krankheit verschlimmern oder eine Heilung verhindern können. Das kann natürlich nicht verallgemeinert werden: Bevor Sie deshalb Ihr krankes Kind massieren, halten Sie unbedingt zuerst mit Ihrem Kinderarzt Rücksprache.

Vom Geben und Nehmen

Massagen können auch eine Wohltat für den sein, der sie gibt: Für die Eltern kranker Kinder ist diese Form der Zuwendung besonders schön, da sie sonst eher »unangenehme« Aufgaben zu erfüllen haben: Sie müssen darauf achten, daß ihr Kind eine Diät einhält, bestimmte Medikamente einnimmt oder sein Leben aufgrund der Krankheit stark einschränkt. Studien zeigten, daß diese Mütter und Väter nach den Massagen ebenfalls entspannter und weniger ängstlich waren als vorher.

Berührung macht Kleine ganz groß

Wenn ein Kind zu früh geboren wird, neigt man bei uns dazu, mit aller zur Verfügung stehenden Technik die fehlende Zeit im Mutterleib zu »ersetzen«. Selbstverständlich hat der Einsatz der Technik seine Berechtigung – viele Leben wurden so schließlich schon gerettet. Aber es gibt natürliche Alternativen,

Berührung ist Leben

den Kleinen beim Wachsen zu helfen: Berührung – eine unglaubliche Kraft, die oft vergessen wird. »Frühchen«, die täglich massiert werden, nehmen oft viel rascher zu als die Frühgeborenen ohne Hautkontakt. Immer häufiger wird aus diesen Gründen in Kliniken den Eltern Gelegenheit gegeben, ihr Kind möglichst viel zu berühren, zu streicheln und Haut auf Haut zu spüren. Körperkontakt ist für die Winzlinge oft lebensrettend.

Regelmäßige Babymassage …

- hilft dem Baby, »Erinnerungen« an die Geburt besser zu verarbeiten
- beeinflußt die Beziehung zwischen Eltern und Kind positiv
- fördert die Beziehungsfähigkeit
- stärkt Immunsystem und hormonale Streßabwehr für das spätere Leben
- mildert Allergien (hat sich auch bei Neurodermitis bewährt), festigt Haut und Gewebe
- wirkt entblähend, lindert so Bauchweh
- stärkt die Muskulatur, verbessert die Koordinationsfähigkeit des Körpers
- fördert die Entwicklung zu früh geborener Babys

Massagen hier und anderswo

Neue Kraft durch Massage

Seit Menschengedenken massieren die Menschen einander. Früher war diese Körperbehandlung vor oder nach einer Jagd oder einem sportlichen Wettkampf üblich – ebenso wie auch heute Sportler vor und nach ihrem Einsatz massiert werden.

In fast allen alten Kulturen massierte man auch während kriegerischer Eroberungszüge die Kämpfer. Heute hat die Massage vor allem den Zweck, Krankheiten vorzubeugen oder zu heilen – oder sie soll einfach nur den Körper fit, geschmeidig und gesund erhalten.

Berührung und Körperkontakt bei Naturvölkern

Eine bewährte Tradition

Bei vielen Naturvölkern Afrikas und Amerikas weiß man schon seit Jahrhunderten um die heilende Wirkung des Körperkontakts. Oft hat sich dieses Wissen bis heute erhalten: Gerade kleine Kinder verbringen fast den ganzen Tag nahe bei ihrer Mutter und werden ständig am Körper getragen.

Auch die Naturheilkunde hat überall auf der Welt eine lange Tradition. Bereits im 17. Jahrhundert gab es beispielsweise bei den nordamerikanischen Indianern ein ausgeklügeltes Gesundheitssystem.

Massage – Nahrung für die Seele

Sie verfügten über umfangreiches Wissen in der Kräuterheilkunde und in Reinigungsverfahren. Dazu gehörten unter anderem tägliche Massagen, die bei kleinen Kindern ebenso selbstverständlich angewandt wurden wie bei Erwachsenen.

Altes Wissen ganz aktuell

Auch im Orient und vor allem in Indien gibt es eine lange Massagetradition. Die Inder sahen schon vor etwa 2500 Jahren die Massage – neben einer gesunden, ausgewogenen Ernährung, körperlicher Betätigung und Entspannungsmethoden – als eines der wichtigsten Heilmittel an.

Zwischenmenschliches in der westlichen Welt

In Europa wendet man sich erst seit etwa 100 Jahren wieder intensiver den vorbeugenden und heilenden Möglichkeiten der Massage zu. Die natürliche Sehnsucht des Menschen, zu berühren und berührt zu werden, wurde in vielen europäischen Ländern lange unterdrückt. Und das, obwohl es einst auch hier selbstverständlich war, mit natürlichen Mitteln zu heilen oder Massagen und ähnliche Körpertherapien einzusetzen. Im Mittelalter geriet dieses Wissen – und ebenso die Massage – in Europa jedoch immer mehr in Vergessenheit. Das lag offensichtlich am starken Einfluß des Christentums, das in dieser Zeit mit einer ausgeprägten Körperfeindlichkeit einherging. Zwar ist inzwischen die Zeit der übertriebenen Prüderie vorbei, doch selbst viele moderne Menschen haben immer noch Probleme, mit Berührungen umzugehen.

Berühren und berührt werden ist ein tiefes natürliches Bedürfnis des Menschen.

Neu lernen, die Berührung zu genießen

Fitness und Gesundheit sind in unserer Gesellschaft wichtig – ein trainierter Körper wird mit Dynamik und Kraft gleichgesetzt. Man hat keine Angst, sich dafür an Geräten zu betätigen. Dagegen wirkt die Hand auf der nackten Haut auf viele Menschen unangenehm oder gar peinlich. Groß sind die Ängste, daß durch eine Geste etwas aufgebrochen werden könnte, was man lieber im Verborgenen hält. Die Haut wird häufig immer noch als eine Hülle betrachtet, die lediglich alles »zusammenhalten« soll.

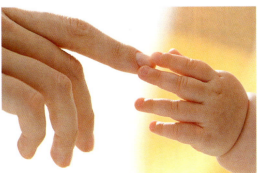

Die indische Babymassage

An was denken Sie bei dem Wort »Indien«? An Mystik und Magie, an Gurus und Kastenhierarchie, an Armut? Vielleicht sogar an Witwenverbrennungen und die menschenverschlingende Göttin Kali? Oder erinnern Sie sich eher an den kleinen Mowgli aus dem Dschungelbuch oder den Tiger von Eschnapur? An Schätze, Paläste und Elefanten? Die wenigsten werden in diesem Zusammenhang vielleicht an Wissenschaft und Gesundheit denken. Dabei gibt es gerade auf diesem Gebiet erstaunlich viel, was der indische Subkontinent dem Abendland vermitteln kann.

Märchenhafter Orient mit Tradition

Indische Weisheit für Europa

Ein Gebiet, auf dem wir uns viel von den indischen Menschen abschauen können, ist beispielsweise die Behandlung der Babys und Frauen nach einer Entbindung. Das Ritual der indischen Baby- und Wöchnerinnenmassage basiert auf ayurvedischen Prinzipien. Ayurveda – die indische Gesundheitslehre – stößt in den letzten Jahren auch bei uns in Deutschland auf immer größeres Interesse.

Ayurveda – was ist das?

Ayurveda heißt wörtlich übersetzt »das Wissen vom gesunden Leben«. Der Ayurveda ist eine Lebensphilosophie, der jahrtausendealte schriftliche Überlieferungen zugrunde liegen. Diese Gesundheitslehre enthält Informationen und Überlieferungen zu allen Bereichen des Lebens.

Die uralte indische Gesundheitslehre

Im Ayurveda werden die gesundheitsfördernden Maßnahmen – wie etwa Ernährung, Kräuterheilkunde, Entspannungs- und Körperübungen – auf die jeweilige Region und den Konstitutionstyp eines Menschen abgestimmt. Deshalb ist es nicht möglich, ayurvedische Methoden einfach ohne Rücksicht auf die herrschenden Umweltbedingungen zu übernehmen.

Die indische Babymassage

Ayurveda auf einen Blick

Die indische Gesundheitslehre Ayurveda hat nichts mit bestimmten Religionen oder Ideologien zu tun. Ihr Ziel ist es, den Menschen einen Weg zu vollkommener Gesundheit zu zeigen. Dabei werden Körper, Geist und Seele als untrennbare Einheit verstanden.

Im Ayurveda geht man davon aus, daß sowohl die äußeren Bedingungen als auch der individuelle Konstitutionstyp eines Menschen bestimmen, welche gesundheitsfördernden Maßnahmen angewandt werden. Deshalb wird zuerst festgestellt, wie stark die drei Lebenskräfte – die Doshas – beim Patienten zum Tragen kommen (mehr über die Tridoshalehre, die dem Ayurveda zugrunde liegt, können Sie ab Seite 34 nachlesen).

Man findet innerhalb der ayurvedischen Tradition selbst im Ursprungsland Indien die unterschiedlichsten Varianten. Im Norden kennt man andere Praktiken als im Süden, im Himalaya hat der Mensch andere Regeln zu beachten als in einer subtropischen Region.

Ayurveda individuell anwenden

Die indische Gesundheitslehre Ayurveda hat es verdient, endlich auch im Abendland als altehrwürdige Wissenschaft anerkannt zu werden.

Damit aber wirklich jeder Mensch davon profitieren kann, reicht es nicht, Ayurveda nur zu kopieren: Es muß ein »europäischer Ayurveda« praktiziert werden, ergänzend zur modernen Medizin.

Ein Europäer entdeckt Indien

In den letzten Jahrzehnten wurde auch bei uns in Europa das Interesse am Ayurveda größer. Es ist vor allem ein Verdienst des französischen Gynäkologen Frédérick Leboyer, daß einige Aspekte der indischen Frauen- und Kinderheilkunde bei uns Einzug gehalten haben. Viele kennen sein Buch »Sanfte Hände«, in dem er mit eindrucksvollen Bildern und poetischen Texten die indische Babymassage vorstellt (Buchtips zu diesem Thema finden Sie im Anhang ab Seite 93).

Schlichte Schönheit in Wort und Bild

Nachdem Leboyer mehrere Jahre in Indien verbracht hatte, machte er seine philosophischen Betrachtungen über die Geburt und die ersten Monate im Leben eines Menschen in den frühen 70er Jahren in Europa publik.

Es sind die Einfachheit und die Liebe in Leboyers Worten und Bildern, die damals in manchem Kreißsaal und in vielen Kinderzimmern eine kleine Revolution auslösten.

Schnell wieder fit nach der Geburt

Tausende Kilometer trennen eine europäische Mutter von einer indischen. Vor allem aber leben beide unter völlig verschiedenen Lebensumständen und in unterschiedlichen Kulturkreisen. Das ist einerseits faszinierend, andererseits lassen sich daher Traditionen nicht ohne weiteres von einer Frau auf die andere übertragen. Indische Menschen haben auch ein anderes Körperverständnis als wir: Sie gehen mit ihrem Körper bewußter um. Deshalb können wir eine Gesundheitslehre wie Ayurveda nicht einfach übernehmen. Wir können lediglich für uns nützliche Aspekte herausgreifen und versuchen, Ayurveda auf unsere Verhältnisse »zuzuschneiden«.

Spezielles für Babys und ihre Mütter

Wir stellen Ihnen deshalb auf den folgenden Seiten vor, wie die Behandlung von Mutter und Neugeborenem in Indien in der Regel abläuft. Ab Seite 38 bekommen Sie dann Anregungen, genaue Anleitungen und Tips, wie eine ähnliche Behandlung für eine europäische Mutter und ihr Baby aussehen könnte.

Babymassage in Indien und Europa

Junge Mütter liebevoll umsorgt

Das »Behandlungsprogramm« für die Wöchnerinnen ist regional verschieden. Die Baby- und Wöchnerinnenmassage hat in Indien eine lange Tradition. Von Generation zu Generation wird das Wissen unverfälscht weitergegeben, von der Mutter an die Tochter, vom Meister an den Schüler. Ausführliche Hinweise zur Durchführung sind bereits in alten Schriften nachzulesen. Während die indischen Ärzte Susruta (etwa 600 v. Chr.) und Vagbatha (etwa 700 n. Chr.) eine Behandlungsperiode von 45 Tagen nach der Geburt für angemessen hielten, gehen Schriften aus der mittelalterlichen Zeit von 30 Tagen aus.

Massagen und Anwendungen nach der Geburt

Massagen für Wöchnerinnen

Die Massage nach der Entbindung ist eine wichtige und sinnvolle Gesundheitsvorsorge. Diese Wöchnerinnenmassage

● hilft dem Körper der Frau, sich wieder selbst zu regulieren
● beschleunigt die Gebärmutterrückbildung
● reguliert den Lymphfluß
● stimuliert die Milchbildung
● strafft Haut und Gewebe
● aktiviert den Stoffwechsel
● vermittelt Zuwendung
● beugt Wochenbettdepressionen vor

Die indische Babymassage

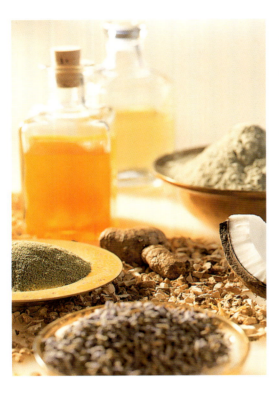

Grundsätzlich waren sich die alten Gelehrten einig, daß die Mutter sechs Monate benötigt, um ihre ursprüngliche Vitalität wiederzuerlangen. Um ihren Körper dabei zu unterstützen, müssen in dieser Zeit strikte Anweisungen in bezug auf Ruhe und Ernährung eingehalten werden. Außerdem werden täglich Massagen und andere Anwendungen durchgeführt.
Die Mutter sollte sich in dieser Zeit ausschließlich schönen Gedanken hingeben. Damit sie sich völlig entspannen kann, wird sie liebevoll betreut. Dafür sind die Familie und speziell ausgebildete Frauen, sogenannte »Dais«, zuständig. Die Behandlungen, die im folgenden beschrieben werden, sind nach einer normalen Geburt üblich.

Die Dais – fast wie unsere Hebammen

Öle, Kräuter und andere Substanzen spielen bei der indischen Massage eine große Rolle.

Verwöhnprogramm in einer besonderen Zeit

In Indien ist es heute nach wie vor weit verbreitet, daß der jungen Mutter unmittelbar nach der Entbindung, nach dem Austreiben der Plazenta, eine Bauch- und Rückenmassage verabreicht wird. Diese soll Muskelschmerzen lindern und das Gewebe festigen. Dafür verwendet man unter anderem Kurkuma-Öl (Gelbwurz-Öl), Bala-Öl, das in Indien sowohl für die Wöchnerinnen- als auch für die Babymassage gern benutzt wird, oder Ghee (siehe Seite 33). Danach wird die junge Mutter abgewaschen oder, wenn sie kräftig genug ist, gebadet. Dem Badewasser werden antiseptische und wundheilende Kräuter beigegeben.
Nach dem Abtrocknen bekommt die Frau drei zitronengroße, geröstete, süße Kräuterbällchen zu essen. In manchen Regionen gibt es sogar Kräuterlikör zu trinken – natürlich nur in kleinen Mengen.

Massage und Bad

Schnell wieder fit nach der Geburt

Likör und Bällchen enthalten unter anderem Kurkuma, Bischofs-
weed, Knoblauch, Ingwer und Kreuzkümmel. Sie fördern die Reinigung und schnellere Rückbildung der Gebärmutter.
Danach atmet die junge Mama den Rauch verbrannter Heilpflanzen ein. Dafür werden milchbildende, blutreinigende und ent-
blähende Kräuter verwendet, wie die Indische Myrrhe, Kostwurz
oder Aloeholz. Zum Schluß trinkt die Frau Fleischbrühe vom Ham-
mel oder von der Ziege und ißt ein medizinisches Reisgericht, das
ganz bestimmte Kräuter enthält. Ab dem dritten oder vierten Tag
wird sie täglich mit vitalisierenden Kräuterölen massiert.

Eine ganz besondere Kost

Auch auf eine spezielle Ernährung wird großer Wert gelegt: Die jungen Mütter essen Ghee, Reis, Früchte, Karotten, gekochtes Gurken-
gemüse und Flaschenkürbis sowie einige Gemüse- und Obstsorten,
die bei uns völlig unbekannt sind. Getrunken wird vor allem
Milch. Reis, Ghee und Milch werden mit ayurvedischen Gewürzmi-

Bestimmte Gewürze geben Kraft

schungen angereichert. Eine dieser Mischungen heißt »Panchako-
la«, das heißt »fünf scharfe Gewürze«. Diese Mischung enthält Ingwer, Bleiwurz sowie Wurzel, Blätter und Rinde des »langen Pfef-
fers«. Langer Pfeffer ist ein indisches Gewürz, das unter anderem
die Verdauung fördert. Eine andere Gewürzmischung, »Laghupan-
chamoola«, soll der Frau Kraft spenden.
Es sollten in dieser Zeit vorwiegend süße und saure Nahrungsmittel
gegessen werden. Aus ayurvedischer Sicht kann man nicht pau-
schal sagen, was eine Frau nach der Entbindung essen sollte, da
hier wie gesagt die Ernährung individuell auf den Konstitutionstyp
der Mutter (siehe Seite 16) und äußere Einflüsse abgestimmt wird.
Einige allgemeine Richtlinien und Rezeptvorschläge für die sinnvolle Ernährung nach der Geburt finden Sie ab Seite 84.

Erholung und Pflege nach der Entbindung

Sechs Wochen lang werden nun täglich Massagen und stärkende
Anwendungen durchgeführt. Ab dem dritten Tag darf die Mutter
kleinere Körperübungen machen, ohne sich dabei jedoch zu über-
anstrengen. Ab dem zehnten Tag wird ein tägliches Reinigungsbad
zelebriert. Während der gesamten sechswöchigen Schonphase sollte die Frau nicht reisen, sich keiner Anstrengung aussetzen und
auch den Kontakt zu kranken Personen meiden. Tagesschlaf ist ihr
ebenfalls nicht erlaubt, nicht einmal ein kleines Nickerchen, und

Nach der Geburt schont sich die Mutter

Die indische Babymassage

vor Völlerei wird gewarnt. Aber die Frau darf medizinischen Kaugummi kauen und von den süßen Kräuterbällchen naschen.

Willkommen auf der Erde!

Auch auf das Neugeborene warten in Indien altbewährte Rituale. Ist es abgenabelt, werden zuerst seine Reflexe überprüft. Nach alter ayurvedischer Manier läuft das etwas anders ab als in unseren Krankenhäusern: Es werden zwei Steine aneinander gerieben und an die kleinen Öhrchen gehalten, um das Baby »aufzuwecken«. Das Gesicht wird – je nach Jahreszeit – mit kaltem oder warmem Wasser bespritzt. Anschließend fächelt man dem Baby mit einem Schilfrohrgesteck Wind zu.

Sanfter Weckruf

Behutsame Begrüßung

Ein liebevoller Empfang

Dann wird das Kind mit einer Mixtur aus Steinsalz und Butterfett eingerieben, um die Käseschmiere zu entfernen. Hochwertiges Bala-Öl wird auf den kleinen Körper aufgetragen, um das erschöpfte kleine Wesen zu stärken. Die Hebamme säubert mit ihrem Mittelfinger Rachen, Lippen und Zunge des Babys und wickelt es in saubere Kleidung. Die empfindliche Fontanelle wird sanft mit ölgetränkter Baumwolle gereinigt. Schließlich flößt man dem Kind etwas von der Steinsalz-Butterfett-Mischung ein, damit es den im Rachen verbliebenen Schleim erbricht.

Danach wird die Nabelschnur mit einem scharfen Messer aus Gold, Silber oder Stahl bis auf einen Rest von etwa 8 cm abgeschnitten. Eine in Kostwurz-Öl getränkte Bandage wird um Bauch und Nabelschnurrest gewickelt. Ist das Kind gesund, wird es nun sofort massiert. Zur Massage verwendet man ein medizinisches Kräuteröl, zum Beispiel »Balashwagandah-Taila«. Dieses Öl wird aus einer ginsengähnlichen Pflanze namens »Ashwagandah« gewonnen. Außerdem enthält das Öl Bala – ein Malvengewächs, das in den subtropischen und tropischen Regionen Indiens vorkommt. Beide Pflanzen, Bala und Ashwagandah, werden in der ayurvedischen Heilkunde wegen ihrer stärkenden und aufbauenden Wirkung sehr geschätzt. Nach der Massage wird der Neuankömmling gebadet.

Reinigung und Massage

Bala-Öl – in Indien sehr beliebt

Willkommen auf der Erde! 21

Eine kostbare Mischung

Damit das Baby besonders kräftig und intelligent wird, füttert man es schließlich mit einer Mischung aus Goldpulver, Honig, Ghee, Kalmus, Brahmi und anderen indischen Pflanzen. In dieser Mixtur ist wirklich feiner Goldstaub enthalten. In der ayurvedischen Gesundheitslehre wird dem Gold nämlich eine günstige Auswirkung auf das Gedeihen des Kindes zugeschrieben. Da echtes Goldpulver für die meisten Inder aber zu teuer ist, gibt man der Mischung statt dessen Wasser bei, in das vorher ein goldener Ring gelegt wurde. Man geht davon aus, daß das Wasser die Wirkstoffe des Metalls annimmt.

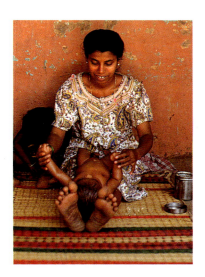

Indische Babymassage nach der Geburt

In den folgenden Wochen wird das kleine Wesen nun täglich massiert und gebadet, wobei Öle und Kräuter immer dem Befinden des Babys angepaßt werden. Das Kind wird zuerst eingeölt – meist mit Kokosnußöl – und dann am ganzen Körper kräftig massiert. Dann werden Kräuterpulver mit Wasser und Öl zu einer Paste verrührt und auf Gesicht und Körper des Babys aufgetragen.

Babys werden von Geburt an täglich massiert.

Während in ländlichen Gegenden fast immer die Mutter ihr Kind massiert, überläßt man diese Aufgabe in den Großstädten inzwischen immer mehr speziell dafür ausgebildeten Frauen. Diese kommen gegen Bezahlung ins Haus, um Mütter und Kinder auch noch Monate nach der Geburt täglich zu massieren. Das ist in Indien durchaus kein Privileg für Besserverdienende, sondern auch für Durchschnittsfamilien durchaus erschwinglich und üblich.

Behandlung mit Kräuterrauch

Was nach der Massage folgt, erscheint dem europäischen Leser sicher höchst ungewöhnlich: Man bringt in einem kleinen Metalltiegel diverse Wurzeln, Harze, Rinden und sonstige Bestandteile von Pflanzen zum Schwelen, denen im Ayurveda eine heilsame Wirkung nachgesagt wird. In den aufsteigenden Kräuterqualm wird nun das mit der Kräuterpaste eingeriebene Baby gehalten und dabei gleichzeitig gedreht. Das Kind soll den Kräuterrauch inhalieren, um die wertvollen Wirkstoffe der Kräuter aufzunehmen.

Endlich zu zweit – ein Erfahrungsbericht

»Es ist wahr. Dies Kind ist von Licht erfüllt, es strahlt in heiterer Gelassenheit.« An diesen letzten Satz in Frédérick Leboyers Buch »Geburt ohne Gewalt« mußte ich beim Anblick meines vierten Kindes, meiner kleinen Tochter Ruscha, immer wieder denken: Sie blickte mit erstaunlich strahlenden Augen in die Welt.

Ein ganz besonderes Baby

Ihre beiden ältesten Geschwister waren in einer Zeit geboren worden, in der Körperkontakt zwischen Mutter und Kind in den Kliniken eher unterbunden als gefördert wurde. Sowohl meinen erstgeborenen Sohn Alexander (1968) als auch meine Tochter Daniela (1975) sah ich nur pünktlich alle vier Stunden zum Stillen, egal wie lange und laut sie davor oder danach geschrien haben mögen. Zuviel Zuwendung war als unnötiges Verwöhnen verpönt, auch dem Stillen maß man keine allzu große Bedeutung bei.

Früher verpönt: Ein Baby zu verwöhnen

Diese Einstellung hatte sich 1989, als Maximilian, mein drittes Kind, geboren wurde, bereits geändert: Mehr und mehr wurden sanfte Geburtsmethoden und Rooming-in praktiziert. Über die Bedeutung und Wirksamkeit der Babymassage war jedoch immer noch wenig bekannt.

Bei meinem vierten Kind nahm ich die Sache schließlich im wahrsten Sinne des Wortes selbst in die Hand: Ich hatte keine Lust mehr, mir von fremden Menschen vorschreiben zu lassen, was für mich und mein Baby gut wäre und was nicht. Ich beschloß, nur auf mein Herz hören, und das wollte immer nur ganz nah bei meiner kleinen Ruscha sein.

Bereits während der Schwangerschaft bereitete ich mich vor und übte die Babymassage am Teddybär. Die Geburt verlief leider nicht nach meinen Vorstellungen: Da ich an einer schweren Infektion erkrankt war, kam Ruscha fast vier Wochen vor dem Termin durch einen Kaiserschnitt zur Welt.

Die Geburt: gar nicht ideal

Nach der Entbindung teilte ich mein Zimmer mit drei sehr lebhaften Frauen, deren Besucher man als unangenehm lärmend bezeichnen konnte. Mittendrin lag ich mit meiner kleinen Ruscha auf dem Bauch, und wir beide waren ganz still.

Abends wurde Ruscha dann wie alle anderen Babys in das angrenzende Kinderzimmer gebracht, »damit die Mütter nachts ihre Ruhe

Endlich zu zweit – ein Erfahrungsbericht

haben«. Aber wie konnte ich Ruhe finden, wenn ich nicht wußte, wie es meinem Kind ging?! Am dritten Tag mußte Ruscha wegen einer Säuglings-Gelbsucht unter die UV-Lampe. Ich hatte fürchterliche Sehnsucht und schlich nachts in das Säuglingszimmer, um zu sehen, wie es ihr ging. Sie lag in einem dafür vorgesehenen Glaskasten: wegen des UV-Lichts mit verbundenen Augen, und nur mit einer Windel bekleidet.

Sehnsucht nacheinander

Ich stand zwischen all den schreienden oder schlafenden Bündeln und spürte, wie auch sie mich vermißte. Ich streichelte langsam Ruschas nackten Rücken, die kleinen Arme, ihr Gesicht. Schließlich nahm ich ein Kissen, holte Ruscha aus dem Glaskasten und setzte mich neben die UV-Lampe. Die Nachtschwester ermahnte mich, mein Kind wieder hineinzulegen, was ich zwischendurch auch immer wieder tat. Aber ich spürte so sehr, daß es noch wichtiger war, sie festzuhalten und an mein Herz zu drücken.

Nach dieser durchwachten Nacht ging ich in die Klinikverwaltung und forderte gegen Aufpreis ein Einzelzimmer. Nachdem dies sofort bewilligt wurde, holte ich mein Töchterchen ab, und wir bezogen gemeinsam unser kleines Reich.

Schöne Zweisamkeit

Von nun an waren wir unzertrennlich. Meist lag Ruscha neben mir im Bett oder auf meiner Brust. Sie hörte das vertraute Klopfen meines Herzens, roch meine Haut und fühlte mein Glücksgefühl. Ich streichelte ihr weiches Köpfchen und lauschte ihrem zarten, schnellen Atmen. Zwar konnte manche Schwester den altbekannten Satz »Na, da wird ja jemand schön verzogen!« nicht unterdrücken, aber ich wußte es besser: Ein Baby kann gar nicht genug Liebe und Zuwendung bekommen. So wie die Milch Nahrung für den Körper ist, ist es die Liebe für die Seele.

Täglich massierte ich Ruschas Beinchen, den Rücken und die kleinen Arme mit Mandelöl. Ich saß dabei im Bett und summte ein Lied, sie lag auf meinen Beinen, und ihre Augen leuchteten …

Trotz Kaiserschnitt und verfrühtem Geburtstermin wurden wir bereits nach neun Tagen aus der Klinik entlassen. Wir waren beide so fit, daß es keinen Grund gab, uns länger dazubehalten.

Liebe, die Kraft gibt

Mein Arzt meinte, wir seien für ihn ein Phänomen. Dabei war es doch so einfach: Es war dieses große Gefühl der Wärme und Geborgenheit zwischen uns beiden, was uns so stark machte. Die Nähe dieses kleinen Wesens gab mir Kraft und Vertrauen. Und ich weiß, daß sie von Anfang an spürte, wie sehr ich sie liebte.

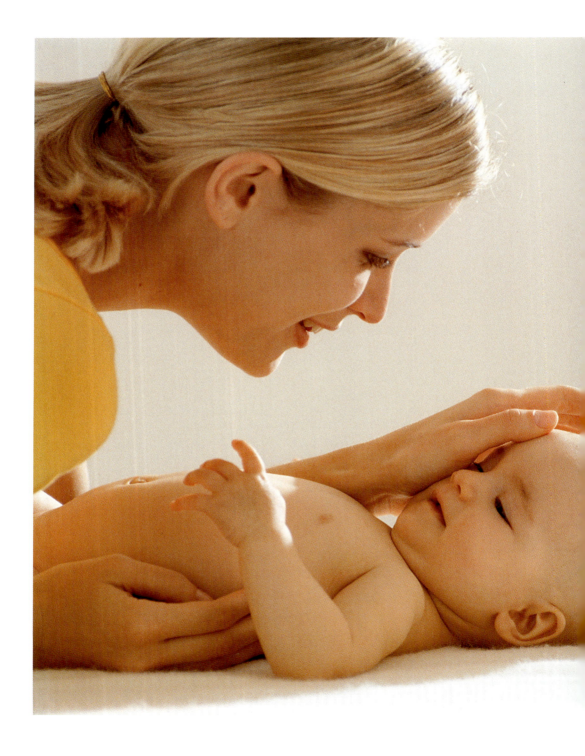

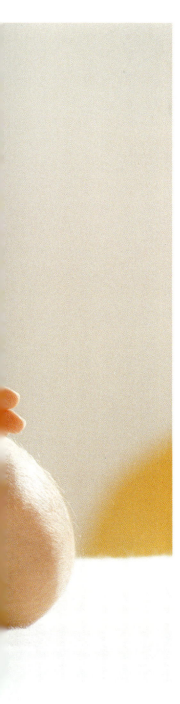

PRAXIS
25

Zärtliche Babymassage

»Ein Kind mit Berührungen zu füttern, seine Haut und seinen Rücken zu nähren, ist ebenso wichtig, wie seinen Magen zu füllen.«
Frédérick Leboyer

**Ein Baby will die Haut seiner Mutter spüren, gestreichelt und berührt werden.
Die wohltuende Wirkung der Berührung können Sie steigern, wenn Sie Ihr Baby massieren. Mit einer richtig durchgeführten Massage können Sie sogar kleine Beschwerden lindern oder heilen. Die Muskulatur, die Haut, sogar das Immunsystem Ihres Babys profitieren davon. Auf den folgenden Seiten finden Sie Anregungen und Anleitungen, die Ihnen helfen, bei der Babymassage alles richtig zu machen.**

Massage mit Ölen, Pasten und Pulvern

Es gibt die verschiedensten Massagetechniken, -griffe und -abläufe. Mindestens genauso wichtig wie die Massage selbst ist aber, was wir in den Körper hineinmassieren. Die in Ölen, Pasten und Pulvern enthaltenen Substanzen entfalten ihre Wirkung, wenn sie über die Haut aufgenommen werden – fast so, als würde man die Stoffe mit der Nahrung zu sich nehmen. Auf diese Art können wir dem Körper zuführen, was er braucht und was gut für ihn ist.

Den Körper mit Öl »nähren«

außerdem die Substanzen über die Haut in den Körper. Achten Sie deshalb darauf, welche Wirkstoffe die Massagemittel enthalten. Überlegen Sie, mit was Sie Ihr Baby »versorgen«

Alles über Massageöle

Zum Massieren eignen sich am besten Öle. Noch immer glauben manche, daß Öl die Poren verstopft oder den Rückfettungsprozeß der Haut stört. Beides trifft nicht zu, wenn Sie pflanzliche Öle verwenden. Im Gegenteil: Tägliche Ölmassagen bei Babys und Kleinkindern verbessern das Hautbild, straffen das Gewebe und kräftigen die Muskulatur. Bei einer Massage mit pflanzlichen Ölen gelangen

Nur mit pflanzlichen Ölen massieren

Das richtige Öl auswählen

Kaufen Sie nur biologische, ungeröstete und kaltgepreßte Pflanzenöle mit ungesättigten Fettsäuren. Geröstete Öle sind nur zum Verzehr geeignet. Das Rösten intensiviert nämlich den Geschmack ebenso wie den Geruch. Letzteres kann bei einer Massage Kopfschmerzen verursachen. Informieren Sie sich über die Inhaltsstoffe des Öles, und vermeiden Sie Öle, die aus Petroleum hergestellt sind. Leider enthalten einige der im Handel erhältlichen Babyöle diesen vom Körper nicht verwertbaren Inhaltsstoff, der die Haut austrocknen kann. Und schließlich: Achten Sie beim Kauf auf das Haltbarkeitsdatum.

PRAXIS

Alles über Massageöle

27

Massage: Ein Tanz auf der Haut

möchten (siehe Kasten auf Seite 26). Öle sind nicht nur wertvolle Wirkstoffspender, sondern auch ein ideales Gleitmittel für die Hände. Mit gut eingeölten Händen können Sie über die Haut gleiten, streichen und »tänzeln«.

Welche Öle gibt es?

Vielleicht haben Sie auch schon einmal ratlos vor dem Angebot an verschiedenen Ölen und Massagemitteln gestanden – ohne sich für eines entscheiden zu können.
Wir wollen deshalb ein bißchen näher auf dieses Thema eingehen, damit Sie herausfinden können, welches Öl speziell für Sie oder Ihr Baby das richtige ist. Man unterscheidet bei den Ölen zwei Gruppen: fette und ätherische Öle.

Das richtige Öl finden

Basis- oder Trägeröle

Fette Öle können direkt aus einer Pflanze gewonnen werden. Dazu gehören zum Beispiel Weizenkeimöl, Süßes Mandelöl oder Sesamöl (siehe Tabelle ab Seite 90). Diese Basis- oder Trägeröle werden wiederum als Grundlage zur Herstellung von Kräuterölen verwendet. Wie Sie diese selbst herstellen können, erfahren Sie ab Seite 28.

Ätherische Öle

Ätherische Öle eignen sich hervorragend als Zusatz für Massageöle. Sie müssen mit fettem Öl gemischt werden, da die meisten nicht pur auf die Haut aufgetragen werden dürfen. Das könnte zu Hautreizungen und allergischen Reaktionen führen. Wenn Sie ätherische Öle einsetzen, kann die Massage zur kleinen »Aromatherapie« für Ihr Baby werden, denn diese Öle entfalten ihre Wirkung nicht nur beim Eindringen in die Haut, sondern gleichzeitig auch über den Geruchssinn.

▶ Als Faustregel für die Mischung gilt: Zu 30 ml des Basisöls geben Sie 3 Tropfen ätherisches Öl.

Eine duftende Wohltat

Grundrezept für Massageöle

WICHTIG

Bei gleichzeitiger Gabe homöopathischer Präparate sollten Sie vor Beginn der Massage unbedingt mit Ihrem Homöopathen über die Verwendung ätherischer Öle sprechen. Manche Homöopathen sind nämlich der Ansicht, daß bestimmte ätherische Öle die Wirksamkeit einiger homöopathischer Medikamente aufheben können.

PRAXIS

28　Massage mit Ölen, Pasten und Pulvern

Öle für die Babymassage

Auf den folgenden Seiten haben wir einige Rezepturen für Massageöle zusammengestellt, die Sie ganz einfach selbst mischen können. Daneben finden Sie in unserer Tabelle auf den Seiten 90–92 übersichtlich aufgelistet die Wirkung, Besonderheiten und auch die Preise aller von uns vorgeschlagenen Öle. Lassen Sie sich davon anregen, Ihre ganz persönliche Mischung zu finden.

Massageöle selbst herstellen

Wirkung verschiedener Öle

Ob Sie für die Massage ein anregendes, ein beruhigendes oder ein hautpflegendes Öl benutzen, hängt von Ihnen und Ihrem Baby ab. Die folgenden Mischungen können Sie ganz einfach selbst herstellen. Wenn Ihr Baby eine sehr trockene Haut hat, eignen sich fette Öle wie Sesam- oder Avocadoöl besonders gut. Aber auch bei fettiger Haut kann man Öl verwenden, allerdings bevorzugt leichtere Öle, die schnell einziehen, wie zum Beispiel Mandelöl. Weitere Hinweise zur Auswahl finden Sie in der Tabelle ab Seite 90.

Ölmassagen sind für jede Haut geeignet

Kräuteröle

Öl nimmt die Wirkstoffe von Pflanzen besonders gut auf – deshalb liegt die Zubereitung eines Kräuteröls für eine Massage nahe. Grundlage für die Herstellung eines Kräuteröls ist ein fettes Öl, auch Basis- oder Trägeröl genannt (siehe Seite 27). Besonders gut eignen sich Sesam- und Olivenöl. Diese beiden Öle nehmen die Eigenschaften der Kräuter ausgesprochen gut auf und transportieren sie bei der Massage tief in den Körper hinein.
In Indien ist das Mischen von Kräuterölen eine richtige Wissenschaft. Viele Öle werden noch genauso hergestellt, wie es in den jahrtausendealten historischen Schriften nachzulesen ist. Oft wird sogar Milch mit den Kräutern und Ölen mitgekocht.

Nach alten Rezepturen gemischt

TIP!

Diese Basisöle eignen sich besonders für die Babymassage
● Kokosnußöl (wird auch in Indien sehr gern für die Babymassage benutzt)
● Süßes Mandelöl
● Bala-Rosen-Öl
● Kurkumaöl
● Sesamöl
Weitere Empfehlungen zu Ölen finden Sie auch auf Seite 37 sowie in den Tabellen auf den Seiten 90 bis 92.

Alles über Massageöle

PRAXIS
29

Kräuteröle werden zur täglichen Gesundheitspflege eingesetzt. Im medizinischen Bereich sollen sie Beschwerden lindern und Geist und Körper stärken.

Kräuteröle selbst herstellen

Manche dieser Öle bedürfen einer Herstellungsdauer von einer Woche und werden bis zu 101mal aufgekocht. Auch bei einfachen Rezepturen müssen Sie oft mit einigen Stunden Zubereitungszeit rechnen. Die Herstellung eines Kräuteröls schließt immer die Abkochung der Pflanzen in Wasser mit ein. Den so entstandenen Kräutersud nennt man »Dekokt«. Meist wird das Basisöl gleich mit dazugegeben, manchmal aber auch erst, wenn das Wasser sich schon etwas reduziert hat. Wenn auch bei den Kräuterölabkochungen einige Wirkstoffe der behandelten Kräuter verlorengehen, so werden doch durch diese Art der Zubereitung nachweislich andere wertvolle Wirkstoffe freigesetzt. Die Kräuter werden auch nie direkt im Öl gekocht, da dabei durch die große Hitze die Wirkstoffe zerstört werden könnten.
Sie können zur Herstellung eines Kräuteröles frische oder getrocknete Pflanzen verwenden, aber auch Kräuterpulver. In In-

Zuerst die Kräuter abkochen

TIP!
Wo gibt es Öle und Kräuter?
Sowohl fette als auch ätherische Öle werden in Naturkostläden, aber auch in Apotheken und sogenannten Asialäden angeboten. Die klassischen indischen Kräuter sind im deutschsprachigen Raum etwas schwerer erhältlich. Sie finden jedoch im Anhang des Buches (ab Seite 93) noch einige Adressen, wo Sie ayurvedische Öle, Pulver und auch fertige Kräuterölprodukte beziehen können.

dien verwendet man bevorzugt frische Pflanzen. Benutzt man trockene Pflanzen, weicht man sie zunächst einige Stunden ein. Dann erst werden sie mit Wasser aufgesetzt. Verwendet werden Wurzeln, Rinden, Hölzer, Blätter, Früchte und Blüten. Während man frische oder getrocknete Kräuter allein vor sich hinköcheln lassen kann, müssen Sie bei der Verwendung von Pulver ständig rühren, damit es sich nicht am Topfboden absetzt. Dann könnte man das Öl nämlich nicht mehr verwenden. Zum Trost sei gesagt, daß Sie bei Pulvern »nur« eine Stunde rühren müssen, während frische oder getrocknete Pflanzenteile bis zu 10 Stunden lang abgekocht werden. Deshalb sollten Sie auch Pulver, frische und getrocknete Pflanzen nicht miteinander vermengen.

Mit Pulver geht's recht »schnell«

PRAXIS

Massage mit Ölen, Pasten und Pulvern

TIP!

Für Massagen: »Reife Öle«
Gereiftes Öl ist länger haltbar und zieht tiefer und schneller in die Haut ein. Erhitzen Sie dazu das Öl auf 110 °C, lassen Sie es kurz abkühlen und gießen Sie es in eine dunkle Flasche ab. Nach dieser Behandlung eignet es sich besonders gut für Massagen und zur Körperpflege.

Das fertige Öl wird durch ein Sieb oder Musselintuch gefiltert, in eine dunkle, saubere Flasche gefüllt und kühl – jedoch nicht im Kühlschrank – aufbewahrt. Es hält sich so mindestens ein Jahr.

Grundrezept: Kräuteröle aus frischen oder getrockneten Pflanzen

Grundrezept Kräuteröle
Das nachfolgend genannte Grundrezept können Sie für alle frischen oder getrockneten Kräuter verwenden. Die Mengenangaben beziehen sich auf die Herstellung mit getrockneten Kräutern. Wenn Sie frische verwenden, benutzen Sie bitte immer doppelt soviel Pflanzen wie im Rezept angegeben.

Das brauchen Sie:
Zutaten 1 Tasse getrocknete Kräuter, 4 Tassen Öl, 16 Tassen Wasser *oder:* 1 g getrocknete Kräuter, 4 ml Öl, 16 ml Wasser

▶ Die getrockneten Kräuter für ein paar Stunden – wenn möglich über Nacht – im Wasser einweichen. Das Ganze zusammen mit dem Öl bei großer Hitze aufkochen lassen. Danach die Temperatur so weit herunterschalten, daß der ganze Sud weiterköchelt. Zwischendurch immer wieder umrühren, bis das Wasser verdampft ist. Dieser Prozeß dauert mehrere Stunden. Die Restflüssigkeit soll etwa ein Viertel der gesamten Ausgangsmenge sein.
So wird's gemacht

Kurkumaöl (Gelbwurzöl)

Neben Bala-Öl wird in Indien für die Babymassage häufig Kurkumaöl verwendet. Kurkuma ist ein besonders wirkungsvolles Hautpflegemittel, allerdings ist die gelbe Farbe sehr hartnäckig: Auf gelbe Hände, eine entsprechende Hautfärbung bei Ihrem massierten Baby und unfreiwillig eingefärbtes »Massagezubehör« sollten Sie gefaßt sein.
intensive Farbwirkung

Das brauchen Sie:
1 EL Kurkumapulver, 30 ml Sesam- oder Kokosnußöl
Zutaten

▶ Das im Handel erhältliche Kurkumapulver wurde bereits aufgekocht. Sie können also das Pulver, das sehr fein sein sollte, direkt in das angewärmte Öl
So wird's gemacht

Alles über Massageöle

einrühren. Sollten Sie nicht vorbehandeltes Kurkumapulver verwenden, wird das Öl wie das nachfolgend beschriebene Sandelholzöl zubereitet.

Anwendungsbereich — Kurkuma pflegt und verschönert die Haut sehr nachhaltig. Es ist bei Hauterkrankungen zu empfehlen und wirkt außerdem blutbildend und -reinigend.

Sandelholzöl

Das brauchen Sie:
Zutaten — 125 g Sandelholzpulver, 1/2 Liter Wasser, 1/2 Liter Öl (in der kalten Jahreszeit Sesamöl, wenn es warm ist Kokosnußöl)

So wird's gemacht — ▶ Das Pulver im Wasser einweichen. Mit dem Öl unter ständigem Rühren so lange köcheln lassen, bis das Wasser verdunstet ist (die Abkochung dauert etwa eine Stunde).

Anwendungsbereich — Wirkt entzündungshemmend; pflegt und verschönert die Haut, ist besonders geeignet für empfindliche Haut.

Ringelblumenmazerat

Man kann auch ein Kräuteröl herstellen, indem man ein Mazerat ansetzt. Man verwendet dafür vorwiegend Blüten. Diese werden mit Öl bedeckt an einen sonnigen Fensterplatz gestellt. Zum Ansetzen des Mazerats eignet sich ein großes, bauchiges Glasgefäß mit ausreichend großer Öffnung.
Bei der Herstellung eines Mazerats werden die Pflanzenwirkstoffe sehr schonend in das Öl gebracht. Für die Babypflege eignet sich besonders ein Ringelblumenmazerat. Die Zutaten dafür sind leicht zu finden: Ringelblumen wachsen zwischen Mai und November in fast jedem Bauern- oder Schrebergarten. Sie sind auch problemlos im Blumenhandel erhältlich.

Das brauchen Sie:
Die Mengen richten sich nach der Größe des Gefäßes, in dem das Mazerat angesetzt wird. Es

Bitte nur unbehandelte Blumen verwenden

Ein Ringelblumenmazerat ist ein wirksames Babypflegemittel – einfach herzustellen und schön anzusehen.

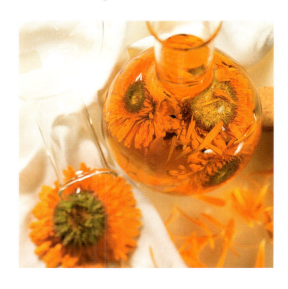

PRAXIS

Massage mit Ölen, Pasten und Pulvern

Zutaten

soll zu einem Drittel mit Pflanzenteilen, für dieses Mazerat also mit Ringelblumenblüten, und zu zwei Dritteln mit Sesamoder Olivenöl gefüllt sein.

So wird's gemacht

▶ Füllen Sie die Blüten in das Gefäß, und gießen Sie dann das Öl dazu. Schließen Sie das Gefäß, indem Sie zum Beispiel ein Tuch über die Öffnung legen (nicht luftdicht verschließen). Dann stellen Sie das Mazerat an einen sonnigen Fensterplatz und schütteln die Flasche täglich. Nach vier Wochen gießen Sie das Mazerat durch ein sauberes Mulltuch in eine dunkle Flasche ab.

Anwendungsbereich

Ringelblumen (lateinisch: Calendula officinalis) helfen bei wunden Babypopos. Sie wirken entzündungshemmend und hautpflegend.

Mit Pasten und Pulvern massieren

Neben Ölen werden in Indien für Massagen auch zahlreiche Kräuterpasten und Pulver benutzt. Diese Mittel sind bei uns noch unbekannt, aber ganz wunderbar zum Massieren geeignet. In Indien basieren Kräuterpasten auf Getreidemehl, das mit verschiedenen Kräuterpulvern, etwas Wasser und Öl vermischt wird.

Massagen mit Pasten und Pulvern nennt man im Ayurveda »Udvartana«. Sie werden sowohl separat, als auch im Anschluß an eine Ölmassage, genannt »Abhyanga« (Salbung), vorgenommen.

In Indien kann man Pasten und Pulver in jedem Drogeriemarkt kaufen – bei uns leider nicht. Wenn Sie trotzdem eine solche Massage ausprobieren möchten, finden Sie hier ein Rezept dafür:

Mal etwas anderes: Massage mit Paste oder Pulver

Kräuterpaste für die Babymassage

Das brauchen Sie:
2 EL Kichererbsen- oder Dinkelmehl, 1/2 TL Kalmuspulver, 1/2 TL Sandelholzpulver, 1 TL Bockshornkleesamen, 2 EL Sonnenblumenöl, etwas Wasser

Zutaten

▶ Geben Sie die Kräuterpulver zu dem Getreidemehl, und vermischen Sie alles gut. Dann Öl und Wasser zugeben. Alles gut durchrühren, bis eine feste, aber streichfähige Masse entsteht. Die Paste erst unmittelbar vor der Massage anrühren.

So wird's gemacht

Entblähend, blutbildend und blutreinigend. Sandelholzpulver pflegt die Haut.

Anwendungsbereich

Ghee – die indische Variante

Ghee – die indische Variante

Eine gesundheitsfördernde und preiswerte Alternative zur Massage mit Öl ist das Massieren mit Ghee. So nennt man in Indien geklärte Butter oder ayurvedisches Butterfett. Ghee wird in einem speziellen Verfahren hergestellt. Es ist nicht gleichzusetzen mit Butterschmalz, das in jedem Supermarkt verkauft wird und Konservierungsstoffe enthält.

Zum Essen und Massieren

Ghee wird vor allem zum Kochen verwendet. Es ist bei Zimmertemperatur – im Gegensatz zu Butter – sehr lange haltbar. Größere Mengen sollten jedoch im Kühlschrank aufbewahrt werden, da das Ghee sonst nach zwei Wochen ranzig riechen kann.

Ghee selbst herstellen

Zutaten

Das brauchen Sie:
500 g frische, ungesalzene und unbehandelte Butter (bei Bedarf auch mehr)

So wird's gemacht

▶ Geben Sie die Butter in einen Topf. Erhitzen Sie sie etwa 15 Minuten lang bei mittlerer Hitze. Nachdem die Butter geschmolzen ist, wird sie anfangen zu köcheln und zu schäumen. Danach lassen Sie sie noch weitere 15 Minuten köcheln, bis das darin enthaltene Wasser verdampft ist und sich feste Schlacken auf dem Boden absetzen. Achten Sie darauf, daß die flüssige Butter klar bleibt und sich nicht durch zu hohe Temperatur braun verfärbt. Das Ghee ist fertig, wenn 1 bis 2 kalte Wassertropfen mit einem prasselnden Geräusch auf der Fettoberfläche platzen. Nachdem das Fett etwas abgekühlt ist, wird es durch ein Musselintuch – Sie können auch Küchenpapier verwenden – in einen sauberen Behälter gegossen. Zur Massage muß Ghee nicht extra verflüssigt werden: Nehmen Sie ein kleines Stück in die Hände. Durch die Körperwärme wird es sofort gleitfähig.

Jetzt ist das Ghee fertig

Ghee wirkt regulierend auf Verdauung und Stoffwechsel und wird im Ayurveda als »Verjüngungsmittel« geschätzt. Als Massagemittel wirkt es nervenstärkend, kräftigend und entgiftend. Ghee ist nach ayurvedischer Ansicht das einzige Fett, das auch appetitanregend wirkt.

Ghee – ein Fett, das es in sich hat.

Massage ganz nach Babypersönlichkeit

Ayurveda (ab Seite 15) ist eine jahrtausendealte indische Wissenschaft, und neben der Traditionellen Chinesischen Medizin eine der ältesten überlieferten Gesundheitslehren.

Ein wichtiger Bestandteil des Ayurveda ist die Lehre von den Doshas – den drei energetischen Prinzipien, die jedem Menschen innewohnen.

Die Lehre von den Doshas

Tridosha-lehre: Kapha, Pitta und Vata

Im Ayurveda wird der Konstitutionstyp des einzelnen Menschen von den energetischen Prinzipien »Kapha«, dem Erdigen und Stabilen, »Pitta«, der feurigen und dynamischen Kraft, und »Vata«, dem leichten, beweglichen und luftigen Prinzip, bestimmt. Man nennt sie auch Doshas. Diese drei Kräfte hat jeder in sich, allerdings zu unterschiedlichen Anteilen. Sie steuern alle geistigen und körperlichen Abläufe im Menschen und bestimmen auf diese Weise die Individualität des einzelnen.

Im Ayurveda wird versucht, diese Faktoren in Balance zu halten, nur dann ist der Mensch auch wirklich gesund. Eine Disharmonie führt zu Unwohlsein und Krankheit.

Anhand einer ausführlichen Konstitutionstyp-Analyse wird vor einer Ayurveda-Behandlung die Doshadominanz ermittelt. Das heißt, der Therapeut stellt fest, wie stark jede dieser drei Kräfte ausgeprägt ist. Auf dieser Grundlage soll eine gezielte, individuell auf den einzelnen Menschen abgestimmte Gesundheitspflege ermöglicht werden.

Lebenskräfte im Gleichgewicht

Ayurveda für die Kleinsten

Nach ayurvedischer Lehre haben auch Babys schon eine eigene Konstitution, genannt »Prakriti« – die Urnatur. Obwohl die Anlagen schon bei der Geburt bestimmt sind, werden alle Eigenschaften erst im Laufe der Zeit deutlich sichtbar. In den ersten sechs Monaten ist die persönliche Konstitution jedoch nur ansatzweise bestimmbar. Außerdem gibt es in der

In die Wiege gelegt: die »Grundnatur«

PRAXIS
Die Lehre von den Doshas
35

Quirlig oder gelassen, rund oder zierlich – auch Babys haben schon ihr ganz eigenes Wesen.

frühen Kindheit keine stetige, sondern eine schubweise stattfindende Entwicklung.
Laut ayurvedischer Lehre können sich Kapha, Pitta und Vata durchaus abwechselnd dominierend zeigen, ohne daß sich dabei der eigentliche Konstitutionstyp, also die Grundnatur des kleinen Menschen, ändert.

Die »Baby-Doshas«

Wir haben einen kleinen, lustigen Fragebogen (Seite 36) zusammengestellt, mit dessen Hilfe Sie dem Konstitutionstyp Ihres Kindes etwas näherkommen können.

Wie wir schon beschrieben haben, kann man bei sehr kleinen Kindern oft noch keine eindeutige Dosha-Dominanz erkennen – sicher werden Sie aber einige für Ihr Kind typische Aussagen im Fragebogen finden. Bestimmt erkennen Sie eine Tendenz bei Ihrem Baby: Ist es zum Beispiel eher ruhig, rund und freundlich wie ein kleiner Teddybär? Oder neugierig und vital wie ein kleines Pumababy? Vielleicht erkennen Sie Ihr Kind auch im zarten, verspielten Lämmchen wieder?

Babys sind kleine Persönlichkeiten

Was Teddys, Pumababys und Lämmchen mögen

In Indien wird bei der Babymassage und der Wahl der Öle für Babys und Kleinkinder noch nicht so speziell auf die Dosha-Dominanz eingegangen wie später bei Erwachsenen. Fast alle Babys werden anfangs mit Kokosnuß-, Kurkuma- oder Balaöl massiert.

Wenn Sie trotzdem ein wenig auf die Veranlagung Ihres Babys eingehen möchten, finden Sie nachfolgend noch einige Tips zu den einzelnen Typen.

Beliebte Massageöle

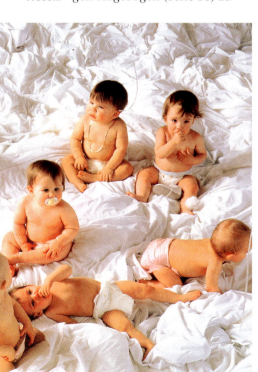

PRAXIS

Massage ganz nach Babypersönlichkeit

Fragebogen zu den Baby-Doshas

Kapha, der kleine Teddybär	Pitta, das Pumakätzchen	Vata, das Lämmchen
Körperbau und »Äußerlichkeiten«		
starker Knochenbau, kräftige Statur	normaler Knochenbau	feingliedrig und zierlich
das Kapha-Baby ist rundlich und gut gepolstert	muskulöses Persönchen	das Vata-Baby wirkt zart
helle, feste Haut	gut durchblutete Haut, rosafarben	leicht bräunliche Haut
kräftiger Haarschopf	blonder oder rotblonder Flaum	dünnes, trockenes Haar
körperliche Entwicklung, Anfälligkeit für Krankheiten		
zahnt spät	zahnt schwer, mit Schmerzen	zahnt früh
neigt zu Bronchitis und Übergewicht	hat häufiger fieberhafte Infekte	ist relativ leicht, nimmt nur langsam zu
klebriger Stuhl	oft dünner Stuhl	neigt zu Verstopfungen
Ernährung		
schläft an Mamas Brust oft ein	packt an Mamas Brust besitzergreifend zu	sucht ganz aufgeregt und findet Mamas Brust nicht immer gleich
ißt alles, was ihm eßbar erscheint	was nicht schmeckt, wird in hohem Bogen wieder ausgespuckt	ist ein kleiner Feinschmecker und sehr wählerisch
ißt normale Mengen, nimmt aber rasch zu	ißt gern und viel	ißt mal viel, mal wenig
geistige Entwicklung und Sprechen		
lernt spät sprechen, läßt sich mit allem Zeit	lernt gut und zu normaler Zeit	lernt schnell und früh sprechen, spricht viel in Babysprache
spielt lange mit dem gleichen Spielzeug	ist neugierig, nimmt gern alles auseinander	möchte ständig neues Spielzeug
Naturell und Charakter		
gutmütig, immer gut gelaunt, fremdelt nicht	rasch ungeduldig oder zornig, zeigt schon recht früh Neigung und Abneigung	etwas ängstlich, ein wenig zappelig, fremdelt
Schlafgewohnheiten		
schläft gern und viel	normale, regelmäßige Schlafgewohnheiten	braucht nur sehr wenig Schlaf
Zusammenfassung		
Kapha-Kinder entwickeln sich oft etwas langsamer als andere. Sie sind recht gelassen und gemütlich.	Pitta-Kinder gedeihen normal und möchten am liebsten von Anfang an schon alles selbst machen.	Vata-Kinder nehmen nicht so schnell zu – sie sind einfach zierlicher gebaut als andere Babys.

Die Lehre von den Doshas

Massage für Kapha-Babys

Speziell für gemütliche Teddys

Kapha-Babys dürfen neben der täglichen Ölmassage zwischendurch auch einmal mit Kräuterpasten (Herstellung auf Seite 32) oder Kichererbsenmehl – das auch bei öliger und fettiger Haut günstig ist – massiert werden.

Kleinkinder oder Personen mit starker Kaphadominanz, also einer Neigung zu Übergewicht, werden in Indien manchmal auch mit Kalmuspulver eingerieben. Dieses Pulver hat eine reinigende und stoffwechselaktivierende Wirkung.

Für Kapha-Babys darf es auch einmal eine Massage mit Paste oder Pulver sein.

Kalmuspulver ist außerdem auch gut geeignet für eine Massage der jungen Mutter. Das Pulver ist nicht nur in Indien, sondern inzwischen auch hier bei uns in vielen Kräuterläden erhältlich.

Massage für Pitta-Babys

Die kleinen Pumakätzchen sollten vor allem mit kühlenden Ölen massiert werden, die ihr feuriges Temperament etwas beruhigen. Gut geeignet ist dafür Kokosnußöl.

Temperamentvoll und neugierig

Auch hautpflegende Massagemittel, wie Mischungen mit Sandelholz, tun Pitta-Babys gut. Das Rezept für Sandelholzöl finden Sie auf Seite 31.

Massage für Vata-Babys

Kleine zierliche Lämmchen lieben die sanften und entspannenden Streicheleinheiten. Sie brauchen meist keine anregenden Massagen, da sie ohnehin ständig in Bewegung und eher etwas unruhig sind.

Massieren Sie also Ihr »Lämmchen« am besten mit wenig Druck und in Richtung mit dem Haarstrich.

Sesamöl mit etwas Lavendel oder Rose hat einen erwärmenden Effekt und eignet sich daher gut für diese Massagen. Auch Bala-Rosen-Öl ist aufgrund seiner stärkenden Wirkung für zarte Vata-Babys ganz besonders zu empfehlen.

Zierlich und schnell: das Lämmchen

Gut vorbereitet anfangen

Vertrauen Sie Ihrem Gefühl

Im folgenden Abschnitt werden wir Ihnen Massagegriffe und -abläufe einfach und anschaulich erklären. Denken Sie daran, daß Sie keine geschulte Therapeutin sein müssen, um zu wissen, was Ihrem Baby guttut. Wichtiger als eine Vielfalt verschiedener Massagegriffe ist es für Ihr Baby, Ihre Liebe und Zuneigung zu spüren. Massieren bedeutet geben und empfangen. Vertrauen Sie auf das, was Sie fühlen und sehen.

Der passende Rahmen

Der Raum, in dem Sie massieren, soll gut gelüftet und ausreichend warm sein. Eine Zimmertemperatur von mindestens 24 °C ist angemessen. Bei Neugeborenen ist es ratsam, zusätzlich noch einen Heizstrahler aufzustellen.

Im Sommer ist es draußen am schönsten

Babys können bei entsprechender Temperatur durchaus einmal auf einer Wiese, im Garten oder unter einem Baum massiert werden. Hierbei müssen Sie aber auf ausreichend Wind- und Sonnenschutz achten. Für Neugeborene ist das allerdings noch nicht das richtige.

Eine schöne Stimmung wirkt unterstützend

Achten Sie bei der Massage Ihres Kindes auch auf eine ruhige und angenehme Atmosphäre – das wirkt stimulierend auf Sie und Ihr Baby. Auch wenn das Kleine das Umfeld mit den Augen noch nicht richtig wahrnehmen kann: Es kann die Stimmung spüren.

Alles stimmt: das fühlt Ihr Baby

Wenn Sie mögen, dämpfen Sie das Licht, oder zünden Sie ein paar Kerzen an. Vielleicht liebt Ihr Söhnchen oder Ihre kleine Tochter es, wenn Sie während der Massage ein Lied singen oder summen. Sie können aber auch zu CD oder Kassette greifen. Ob Klassik oder Rolling Stones: Lassen Sie sich einfach von Ihrem Empfinden leiten. Die Auswahl der Musik hängt auch davon ab, ob Sie mit der Massage einen entspannenden oder einen vitalisierenden Effekt erzielen wollen. Vermeiden Sie jedoch laute und hektische Klänge.

Musik: Ganz nach Geschmack und Temperament

Vom richtigen Zeitpunkt

Musik zur Massage

Hier einige Anregungen, welche Musik-
stücke Sie Ihrem Kind während der Massage vorspielen können:
- »Kinderträumerland«
aus dem Menschenkinderverlag, Münster
- »Meditation« aus der Oper »Thais«
von Jule Massenet
- »Die vier Jahreszeiten« von Vivaldi
- »Gnossiennes Nr. 1–6« von Eric Satie

Hautnah beieinander

In Indien massieren die Mütter
ihre Babys grundsätzlich auf
den ausgestreckten Beinen. So
spürt das Kleine die Mutter
noch intensiver, sozusagen
»von allen Seiten«. Außerdem
kann die Mutter ihr Baby sanft
wiegen und schaukeln, während sie es massiert.
Diese Haltung können Sie auch
auf dem Sofa oder auf dem Fuß-
boden einnehmen. Wenn Sie
mögen, massieren Sie Ihr Baby
im Bett, was vielleicht während
der ersten zwei Wochen ange-
nehmer für Sie ist.
Erscheint Ihnen das Massieren
auf Ihren Beinen jedoch zu un-
bequem, können Sie die auf
den folgenden Seiten beschriebenen Griffe und Abläufe auch
problemlos auf einem Wickel-
tisch durchführen.

Haut auf Haut: So fühlt sich Ihr Baby wohl

Vom richtigen Zeitpunkt

Versuchen Sie, der Babymassage
einen festen Platz und Zeitpunkt im Tagesablauf einzuräu-
men: Vielleicht als vitalisierende Behandlung am Morgen
oder als entspannende Maß-
nahme am Abend.
Lassen Sie die Massage ruhig zu
einem Ritual für Sie beide werden. Überprüfen Sie Ihren Tagesablauf und den Rhythmus
des Babys. Überlegen Sie, wann
es am besten paßt. Wichtig ist,
daß beide ohne Streß und freu-
dig an die Sache herangehen.
Sollte die Massage einmal nicht
so gelegen sein – vielleicht
kommt Besuch, oder ein Arzt-
termin muß wahrgenommen
werden – spricht nichts dagegen, das kleine Wohlfühlritual
zu verschieben oder ganz aus-
fallen zu lassen. Bitte versetzen
Sie sich auf keinen Fall unnötig
in Streß, indem Sie ein »Muß«
dahinter sehen! Auch wenn Sie
selbst abgespannt sind oder
sich nicht wohl fühlen, lassen
Sie die Massage besser. Wirkt
Ihr Baby verkrampft, wenn Sie
es massieren wollen, oder
schreit es energisch, akzeptieren
Sie dieses »Nein« ebenfalls. Versuchen Sie es einfach zu einem
anderen Zeitpunkt wieder.

Feste Rituale schaffen

Nicht mit Gewalt dar-an festhalten

Gut vorbereitet anfangen

Wie lange soll eine Massage dauern?

Anfangs nicht zu lange massieren

Bei Neugeborenen sollten Sie nicht länger als 5 Minuten massieren. Ab der 4. Woche können Sie die Behandlung auf etwa 10 Minuten ausdehnen. Richten Sie sich nach den Bedürfnissen Ihres Kindes. Grundsätzlich sollte die Massage jedoch nicht länger als 15 Minuten dauern.

Massage schon für die ganz Kleinen – wann beginnen?

Auch das lieben Babys: Regelmäßige Massagen vom Papa.

In Indien werden gesunde Babys bereits unmittelbar nach der Geburt massiert (Seite 20). Allgemein empfehlenswert ist es, ab dem 5. Tag mit der Massage zu beginnen. Allerdings soll bei Fieber oder bei Säuglingsgelbsucht nicht massiert werden. Beschränken Sie sich innerhalb der ersten vier Wochen auf Teilmassagen (Seite 43). Die Bauchzone darf erst mitbehandelt werden, wenn der Nabel nicht mehr näßt und verheilt ist. Nach oben gibt es keine »Altersbegrenzung«: Massieren Sie Ihr Kind, solange es beiden Freude macht.

Massage, solange es gefällt

Die sanfte Wohltat vorbereiten

Legen Sie sich eine Matte oder eine dicke Decke zurecht. Vielleicht sitzen Sie mit einem Kissen im Rücken und einer kleinen Rolle oder einem weiteren Kissen unter den Knien bequemer. Legen Sie ein Handtuch über Ihre Beine, falls Sie das Baby nicht auf den nackten Beinen massieren wollen. Bitte im-

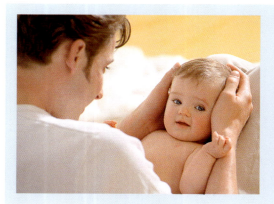

Auch der Papa darf mal!

Die Babymassage sollte nicht nur Privileg der Mütter sein. Die väterliche Massage vermittelt dem Kind die Erfahrung, daß auch ein Mann sanft, liebevoll und zärtlich sein kann – Eigenschaften, die für zwischenmenschliche Beziehungen unbedingt notwendig sind. Das kleine Ritual kann auch zum Wechselspiel zwischen Mama und Papa werden: Die Mutter massiert morgens, der Vater abends oder umgekehrt.

Die sanfte Wohltat vorbereiten

PRAXIS

41

> **WICHTIG**
>
> Ganz wichtig beim Massieren: Warme Hände! Sie können vor Massagebeginn ein Handbad nehmen (etwa 2 Minuten in 35 bis 38 °C warmem Wasser) oder die Hände kräftig aneinander reiben. Auch ein Tropfen Zimtöl, zwischen den Händen verrieben, wärmt die Hände. Dabei müssen Sie aber darauf achten, daß dieses ätherische Öl bei Ihrem Baby keine allergische Reaktion hervorruft.

mer mit kurzgeschnittenen Fingernägeln massieren und Schmuck und Uhr ablegen. Das Kind sollte während der Massage nackt sein. Sie können aber auch die Körperteile, die Sie gerade nicht massieren, mit einem Tuch bedecken. Legen Sie besser eine Windel unter den Babypopo: Vielleicht entleert Ihr Baby seine Blase, wenn es sich entspannt.

Ganz entspannt: Rechnen Sie mit einem »Bächlein«

Die Öle sollten im Gegensatz zu Pulvern und Pasten immer angewärmt werden. Sie können dafür einen Flaschenwärmer verwenden, in den Sie ein kleines Fläschchen mit Öl stellen. Oder Sie benutzen ein Stövchen, auf das Sie eine kleine feuerfeste Schüssel stellen, gefüllt mit heißem Wasser. Die benötigte Ölmenge – für ein Baby etwa 30 ml – füllen Sie in ein kleines Fläschchen, das im Wasserbad warm gehalten wird.

Achten Sie darauf, daß das Öl nicht zu heiß wird.

Das Baby einölen

Schon beim Einölen können Sie die Verfassung Ihres Babys erspüren: Wirkt es verkrampft? Ist seine Haut kühl oder warm? Fühlt sie sich feucht oder trocken, fest oder weich an?

Die Stimmung erfühlen

Wichtig: Um allergischen Reaktionen vorzubeugen, geben Sie vor Massagebeginn einen Tropfen des Ölgemischs in die Armbeuge des Babys. Warten Sie dann 1 bis 2 Minuten: Beim geringsten Anzeichen einer Rötung ist vom Gebrauch des Öles abzuraten!

Unbedingt einen Hautreaktionstest machen

Tragen Sie das Öl nicht direkt auf die Haut auf, es könnte zu heiß oder noch kalt sein. Das würde das Baby erschrecken. Geben Sie etwas von dem vorgewärmten Öl in Ihre Hände, und streichen Sie dann über den Körper des Babys. Sie können die gesamte Vorderseite des Kindes auf einmal einölen, oder auch nach und nach während der Massage. Streichen Sie zuerst mit beiden Händen über Kopf, Stirn und Wangen. Im Gesicht nicht zu viel Öl auftragen, es könnte sonst etwas in die Augen des Babys laufen.

Das Öl zuerst in die Hand geben

Massagen für jeden Tag

Die klassische indische Babymassage besteht aus nur wenigen, einfachen Griffen.

Das Wichtigste bei dieser Behandlung ist der Körperkontakt, die Zuwendung, und daß die Substanzen, also Öle, Pasten oder Pulver, gut in die Haut eindringen. Sie müssen nicht eine Vielzahl von Griffen beherrschen: Es ist besser, täglich wenige Griffe anzuwenden, als viele komplizierte Abläufe zu erlernen, die Sie nur hin und wieder durchführen.

Regelmäßig massieren

Bevor Sie ein Massageöl zum ersten Mal anwenden, führen Sie unbedingt einen Hautreaktionstest bei Ihrem Baby durch (Hinweis auf Seite 41).

WICHTIG

Bitte nicht massieren, wenn

● Ihr Baby gerade gegessen hat oder hungrig ist
● es sich energisch sträubt und laut schreit (leichter Protest ist erlaubt)
● das Baby Fieber hat
● es unter einer entzündlichen Hautkrankheit leidet.
● Auch wenn Sie selbst nervös, gestreßt oder schlecht gelaunt sind, verschieben Sie die Massage besser.

Gut vorbereitet – es kann losgehen!

Nun ist es soweit: Der Platz für die Babymassage ist vorbereitet, und Sie haben eine wunderbar entspannende und kuschelige Atmosphäre für Ihr Kind geschaffen (Wie Sie die Massage vorbereiten, lesen Sie ab Seite 38).

So wohltuend Massagen für Ihr Baby im allgemeinen sind: In einigen wenigen Fällen – zum Beispiel, wenn das Baby Fieber hat – sollten Sie auf keinen Fall massieren (siehe Kasten). Sie sollten dann die Massage besser auf einen späteren Zeitpunkt verschieben.

Bei Fieber nicht massieren

Im folgenden Abschnitt finden Sie Anleitungen für die tägliche Massage. Wir stellen Ihnen Teilmassagen für das Neugeborene vor (Seite 43). Außerdem haben wir eine anregende und eine entspannende Ganzkörpermassage für Ihr Baby zusammengestellt (ab Seite 44 und 50). Schließlich finden Sie auch entspannende Rückenmassagen, die sich besonders für ältere Babys und Kleinkinder eignen (ab Seite 54).

Massagen für die ersten vier Lebenswochen

PRAXIS
43

Massagen für die ersten vier Lebenswochen

Bei Neugeborenen sollten Sie es bei einer Teilmassage belassen. Wiederholen Sie alle Griffe einige Male, insgesamt soll die Massage jedoch nicht länger als 5 Minuten dauern.

Für Neugeborene ist eine sanfte Streichelmassage das richtige.

Wichtig: Solange der Nabel nicht völlig abgeheilt und trocken ist, darf der Bauch – vor allem der Nabelbereich – auf keinen Fall mitmassiert werden.

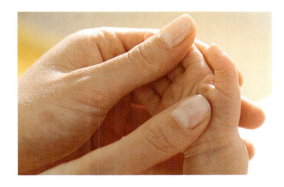

2 Öffnen Sie das Händchen wie einen Fächer, indem Sie mit dem Daumen der einen Hand die Fingerchen vorsichtig herunterdrücken. Mit dem Daumen der anderen Hand massieren Sie die Handfläche des Babys kreisend. Danach die andere Hand ebenso massieren.

Das kleine Händchen des Babys behutsam öffnen

3 Halten Sie einen Babyfuß locker in der Hand. Reiben Sie mit dem Daumen auf der Fußsohle des Babys ganz behutsam auf und ab.

Die Fußsohlen zart mit dem Daumen reiben

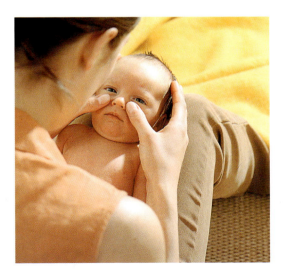

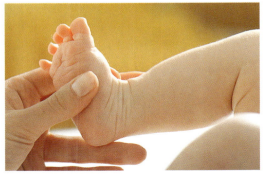

1 Massieren Sie Arme, Beine, Kopf, Gesicht und Rücken des Babys ganz leicht mit sanften Streichungen.

PRAXIS

Massagen für jeden Tag

Massagen vom 2. bis 7. Monat

Insgesamt 10 bis 15 Minuten lang massieren

Wiederholen Sie alle beschriebenen Griffe etwa 5- bis 10mal (die genaue Anzahl hängt davon ab, was Ihr Baby mag).

Wichtig: Massieren Sie immer gleichmäßig schnell. Wechseln Rhythmus und Tempo der Bewegung während der Massage, wirkt diese auf das Baby beunruhigend.

Entspannung oder Anregung

Hier finden Sie die Unterschiede zwischen anregender und entspannender Massage auf einen Blick:
Morgenmassage mit anregender Wirkung:
- gegen den Haarstrich massieren
- mit kräftigem Druck massieren
- schnelle und zügige Griffabläufe
- kreisende Bewegungen

Abendmassage mit entspannender Wirkung:
- mit dem Haarstrich massieren
- sanftes Berühren der Haut, mit wenig Druck massieren
- langsame, ruhige Streichbewegung

Die Morgenmassage

Damit die Massage anregend und vitalisierend wirkt, massieren Sie relativ fest und zügig gegen den Haarstrich.

Das Baby liegt auf Ihren ausgestreckten Beinen oder einer bequemen Unterlage vor Ihnen. Sein Gesicht ist Ihnen zugewandt, die Füßchen berühren Ihren Bauch.

Bereit, sich verwöhnen zu lassen

Kopf und Gesicht

1 Beginnen Sie links und rechts von der Fontanelle (nicht auf ihr). Dabei darf ruhig etwas Öl in die Vertiefung der Fontanelle fließen. Streichen Sie mit den flachen Händen bis zur Kinnmitte.

2 Jetzt mit beiden Daumen abwechselnd von der Stirnmitte nach außen zu den Schläfen streichen.

3 Das gleiche nun mit den Fingerspitzen: Abwechselnd mit den Fingerspitzen der linken und rechten Hand von der Stirnmitte zur Schläfe streichen.

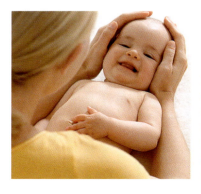

Mit den flachen Händen seitlich am Gesicht entlang bis zur Kinnmitte streichen

PRAXIS

Massagen vom 2. bis 7. Monat

45

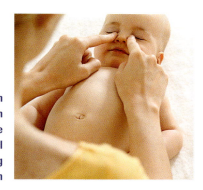

Mit beiden Zeigefingern sanft die Nasenflügel entlang streichen

Die kleinen Ohrmuscheln zart massieren

4 Legen Sie beide Mittel- oder Zeigefinger (oder Daumen) links und rechts an die Nasenwurzel des Babys. Streichen Sie an den Nasenflügeln entlang abwärts in Richtung Mund.

5 Die Fingerspitzen beider Hände oder die Daumen leicht an die Nasenflügel legen. Dann auf beiden Seiten gleichzeitig quer über die Wange zum Ohr hin sanft ausstreichen.

6 Mit beiden Daumen über der Oberlippe, also unterhalb der Nase, abwechselnd von der Mitte zur Seite hin streichen.

Auch die Kinnpartie behutsam massieren

7 Den gleichen Massagegriff führen Sie nun an der Kinnpartie aus: Also beide Daumen unter das Kinn legen und diese Gesichtspartie von der Kinnmitte am Kiefer entlang zur Seite hin ausstreichen.

8 Nehmen Sie nun die kleinen Öhrchen vorsichtig zwischen Zeigefinger und Daumen, und massieren Sie mit dem Daumen sanft die weichen, zarten Ohrmuscheln in kleinen Kreisen.

9 Zum Abschluß der Gesichtsmassage streichen Sie noch einmal, wie im ersten Schritt dieser Massagefolge beschrieben, mit beiden Handflächen von der oberen Kopfmitte seitlich am Gesicht entlang bis zum Kinn herunter.

Die Gesichtsmassage beenden

Oberkörper

1 Legen Sie beide Hände ganz entspannt nebeneinander auf die Schulterpartie des Kindes. Massieren Sie dann mit langen, behutsamen Streichbewegungen über die Schultern seitlich bis zu den Oberarmen des Babys hin.

PRAXIS
Massagen für jeden Tag

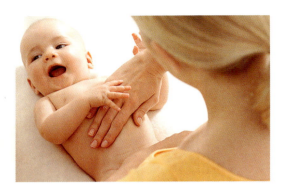

Mit beiden Händen abwechselnd über den Babybauch streichen

2 Mit der flachen Hand streichen Sie von der linken Flanke diagonal zur rechten Schulter hoch.
● Dann mit der anderen flachen Hand von der rechten Flanke diagonal zur linken Schulter.
● Die Bewegungen gehen fließend ineinander über, so daß Ihr Baby ständig eine Hand spürt: Ist eine Hand an der Schulter, fängt die andere schon wieder unten an, um zur anderen Schulter hinauf zu streichen.

Arme

▶ Um die Arme zu massieren, drehen Sie das Baby etwas, so daß es auf der Seite liegt und der Arm oben liegt, der massiert werden soll.

Wichtig: Bei den Arm- und Beinmassagen geben Sie besonders an den empfindlichen Gelenken acht: Hier bitte nie zerren oder drücken, sondern nur ganz sanft massieren.

Vorsicht an den Gelenken

1 *Melkgriff:* Halten Sie mit einer Hand das Händchen Ihres Kindes behutsam fest. Der Arm des Babys ist nach oben vom Körper weggestreckt.
● Mit der anderen Hand »melken« Sie jetzt nach oben. Das heißt, Sie umschließen das Handgelenk und ziehen Ihre Hand nach oben, zur Schulter hin. Dabei bilden Ihre Finger einen Ring.

Beim Melkgriff bilden die Finger der massierenden Hand einen Ring

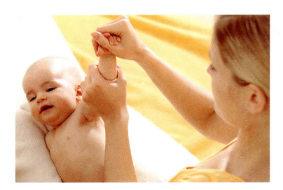

2 *Schraubgriff:* Umschließen Sie einen Unterarm des Babys mit beiden Händen. Massieren Sie nun, indem Sie die Hände gegeneinander drehen, immer vor und zurück. Dabei wandern Ihre Hände gleichzeitig am Arm entlang nach oben, immer weiter zur Schulter hin.

Für den Schraubgriff die Hände noch einmal gut einölen

PRAXIS

Massagen vom 2. bis 7. Monat

47

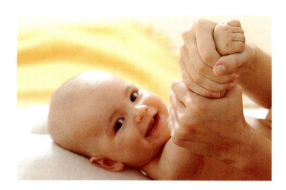
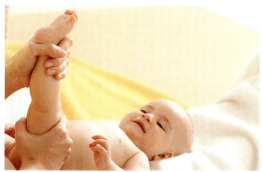

Beim Schraubgriff drehen Sie die Hände gegeneinander

Wichtig: Bei diesem Griff ohne Druck und mit reichlich Öl massieren, damit Ihre Hände sanft um den Arm des Kindes gleiten.

▶ Danach drehen Sie das Kind zur anderen Seite und massieren den anderen Arm ebenso.

Füße und Beine

1 *Melkgriff:* Ihr Baby liegt wieder auf dem Rücken. Ein Bein wird behutsam nach oben gestreckt. Mit einer Hand halten Sie das Füßchen.

● Massieren Sie mit der anderen Hand das Babybein genauso »melkend« wie vorher die kleinen Arme: Ihre Finger bilden einen Ring, den Sie immer weiter zum Oberschenkel ziehen.

Eine Hand folgt der anderen – ohne Unterbrechung

● Sind Sie oben angekommen, wechseln die Hände in einer fließenden Bewegung: Die rechte Hand hält den Fuß behutsam fest, die linke massiert das Bein nach oben. Das Ganze mehrmals wiederholen.

2 Halten Sie einen Fuß locker in den Händen. Die Fußsohle ist etwas nach oben gerichtet. Mit den Daumen massieren Sie auf den Fußsohlen auf und ab.

3 Mit dem Daumen massieren Sie nun in kleinen Kreisen die Fußsohle.

▶ Massieren Sie schließlich das andere Bein ebenso.

Auch das Beinchen wird nun »melkend« massiert

Stellen Sie sich vor, Sie »bemalen« die Fußsohle mit kleinen Kreisen

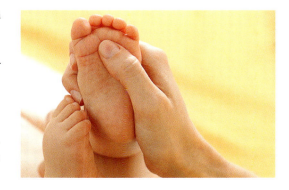

PRAXIS
48   Massagen für jeden Tag

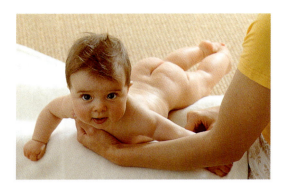

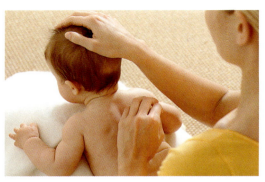

Für die Rückenmassage können Sie Ihr Baby auch quer über Ihre Beine legen

Die Rückseite des Körpers

▶ Jetzt drehen Sie das Baby vom Bauch auf den Rücken. Es liegt nun der Länge nach vor Ihnen. Sie können das Kind auch so hinlegen, daß es quer vor Ihnen auf dem Bauch liegt, so wie es auf dem Foto oben zu sehen ist.

Geben Sie nochmals Öl auf Ihre Hände, und reiben Sie den Hinterkopf und den Rücken Ihres Babys gut damit ein.

Über das Köpfchen zum Nacken streichen

1 *Hinterkopf:* Streichen Sie mit beiden Händen abwechselnd in einer Abwärtsbewegung über das Hinterköpfchen bis zum Nacken des Babys.
● Halten Sie dabei Ihre Hände ganz locker mit leicht gespreizten Fingern, so daß Sie den Kopf ganz umfassen und Ihre Handfläche sich gut der Kopfrundung anpassen kann.

2 *Schultern:* Reiben Sie mit beiden Händen über die Schulterpartie Ihres Kindes – immer auf und ab.
● Bei dieser Massagebewegung können Sie sich vorstellen, Sie rollen etwas über den Nacken und die Schultern des Babys.
● Massieren Sie die Stelle, an der der Hals in den Nacken übergeht, etwas fester.

Ihre Hand umfaßt behutsam den Hinterkopf des Babys

Nacken und Schultern sanft, aber intensiv reiben

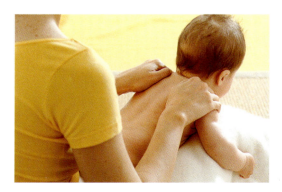

3 *Rücken:* Legen Sie die rechte Hand auf die Babytaille, quer zum Rücken.

PRAXIS

Massagen vom 2. bis 7. Monat

Mit beiden Händen nacheinander immer wieder zum Nacken hin massieren

● Nun streichen Sie über den Rücken aufwärts bis zum Nacken Ihres Babys.
● Wenn Sie fast oben angekommen sind, beginnen Sie wieder mit der linken Hand an der Taille des Babys dieselbe Bewegung, danach setzen Sie wieder mit der rechten Hand unten an der Taille an und so weiter.

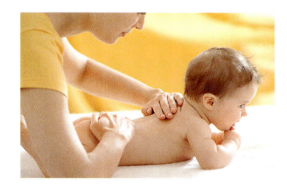

4 Legen Sie beide Hände flach nebeneinander auf den Rücken des Babys. Ihre Fingerspitzen zeigen dabei zum Hals des Kindes.

Mit beiden Händen gleichzeitig über den Rücken nach oben streichen

● Streichen Sie nun mit beiden Händen gleichzeitig von der Taille bis hinauf zum Nacken.

5 *Oberschenkel:* Halten Sie das linke Bein des Kindes locker mit einer Hand fest.
Mit der anderen Hand reiben Sie nun flach über den seitlichen linken Oberschenkel aufwärts, also vom Knie bis zur Hüfte hoch.

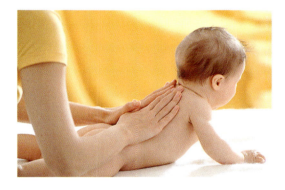

Mit flacher Hand seitlich am Oberschenkel aufwärts reiben

Danach massieren Sie das rechte Bein ebenso.

▶ Zum Schluß drehen Sie Ihr Kind wieder in die Ausgangslage zurück. Es liegt jetzt also wieder auf dem Rücken, das Gesicht Ihnen zugewandt, längs auf Ihren Beinen oder einer Unterlage vor Ihnen.

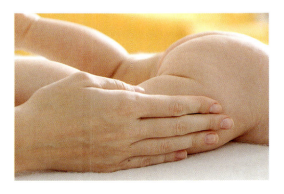

PRAXIS

Massagen für jeden Tag

Abschluß der Morgenmassage

▶ Ölen Sie Ihre Hände nochmals ein. Legen Sie sie wieder auf den Kopf des Babys, rechts und links neben die Fontanelle.
● Streichen Sie dann mit beiden Händen seitlich am Gesicht entlang, über die Schultern, den Oberkörper und die Beine bis zu den Füßchen den ganzen Körper aus.
● Halten Sie die Füßchen Ihres Kindes in den Händen, und verweilen Sie einen Moment so. Dann decken Sie Ihr Baby gut zu, damit es nicht friert.

Abschluß der Morgenmassage: Nochmals vom Kopf beginnend den ganzen Körper ausstreichen

Kopf und Gesicht

▶ Gesicht und Kopf werden wie bei der Morgenmassage (ab Seite 44) behandelt:

1 Die Hände links und rechts neben die Fontanelle legen, seitlich am Gesicht entlang abwärts streichen.

2 Mit beiden Daumen abwechselnd von der Stirnmitte nach außen massieren.

3 Diese Bewegung mit den Fingerspitzen wiederholen.

4 Mit beiden Mittelfingern von der Nasenwurzel bis zu den Mundwinkeln streichen.

5 Mit den Fingerspitzen beider Hände von den Nasenflügeln zu den Ohren streichen.

6 Mit beiden Daumen abwechselnd über der Oberlippe zu den Seiten hin streichen.

7 Die gleiche Bewegung am Kinn: Mit beiden Daumen abwechselnd von der Kinnmitte zu den Seiten streichen.

8 Beide Ohrmuscheln zwischen Daumen und Zeigefinger nehmen und mit sanften Kreisbewegungen massieren.

Auch bei der Abendmassage wird zuerst der Kopf massiert

Die Öhrchen behutsam massieren

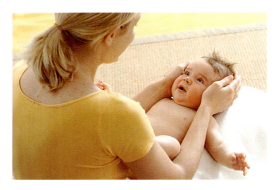

Die Abendmassage

▶ Bei der entspannenden Abendmassage massieren Sie jetzt mit dem Haarstrich. Außerdem wird langsamer und mit viel weniger Druck als bei der Morgenmassage massiert.

Entspannung pur: die Abendmassage

PRAXIS
Massagen vom 2. bis 7. Monat

9 Abschließend noch einmal wie am Anfang der Kopfmassage seitlich am Gesicht entlang abwärts streichen.

Der Oberkörper

1 Geben Sie etwas angewärmtes Öl in die eine Hand. Wenn die Temperatur Ihnen angenehm ist – sie sollte etwa

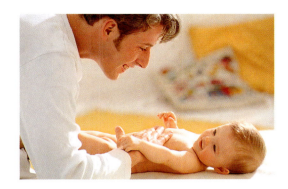

Sie die andere flache Hand quer über die Brustpartie des Babys, und streichen Sie über die Brustpartie und den kleinen Bauch abwärts.

Brustpartie und Bauch nach unten ausstreichen

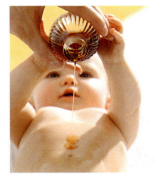

Das angewärmte Öl auf die Brust des Babys gießen

der Körpertemperatur entsprechen – lassen Sie etwas Öl in einem sanften Strahl auf die Brustmitte des Babys fließen.

2 Streichen Sie nun mit beiden Händen von der Brustmitte zur Seite, etwa so, als würden Sie die Seiten eines aufgeschlagenen Buches glätten.

3 Halten Sie mit einer Hand beide Beinchen des Kindes gestreckt, so daß die Füßchen Ihren Bauch berühren. Legen

Arme und Beine

▶ Ölen Sie die Arme und Beine Ihres Babys ein. Nun werden Arme und Beine mit denselben Griffen wie bei der Morgenmassage (Melkgriff und Schraubgriff, Seite 46) behandelt. Allerdings massieren Sie jetzt in die entgegengesetzte Richtung. Sie beginnen am Oberarm beziehungsweise am Oberschenkel und arbeiten sich abwärts bis zum Hand- oder Fußgelenk Ihres Babys vor.

▶ Um die Arme zu massieren, drehen Sie das Baby wie bei der Morgenmassage auf die Seite, so daß Sie mit dem oben liegenden Arm beginnen können.

Ihr Baby befindet sich in Seitenlage

PRAXIS

Massagen für jeden Tag

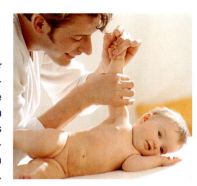

Bei der Abendmassage wird der Arm des Babys zum Handgelenk hin »gemolken«.

1 *Melkgriff:* Halten Sie mit einer Hand das Händchen fest. Der Arm des Babys ist nach oben vom Körper weggestreckt.
● Mit der anderen Hand umfassen Sie den Oberarm des Babys und »melken« zum Handgelenk hin. Das heißt, Ihre Finger bilden einen Ring, und Sie ziehen Ihre Hand nach unten, zur Babyhand hin.

2 *Schraubgriff:* Umschließen Sie einen Oberarm des Babys mit beiden Händen. Massieren Sie nun, indem Sie die Hände gegeneinander drehen, immer vor und zurück. Dabei wandern Ihre Hände gleichzeitig am Arm entlang nach unten, immer weiter zum Handgelenk hin.

Beim Schraubgriff gleiten Ihre Hände um den Babyarm

Wichtig: Beim Schraubgriff ohne Druck massieren und viel Öl verwenden, damit Ihre Hände sanft und ohne Druck um den Babyarm gleiten.

▶ Danach drehen Sie das Kind zur anderen Seite und massieren den anderen Arm ebenso.

Beine und Füße

1 *Melkgriff:* Ein Bein wird nach oben gestreckt. Mit einer Hand halten Sie das Füßchen.
● Massieren Sie jetzt mit der anderen Hand das Babybein genauso »melkend« wie vorher die kleinen Arme: Ihre Finger bilden einen Ring, den Sie vom Oberschenkel immer weiter zum Fußgelenk hin ziehen.
● Sind Sie unten angekommen, wechseln die Hände in einer fließenden Bewegung: Die Hand, mit der Sie gerade nach unten massiert haben, hält jetzt das Füßchen, die andere fängt am Oberschenkel erneut an.

Bei der Abendmassage zum Fußgelenk hin massieren

▶ Die ausführliche Beschreibung der Fußmassage können Sie auch noch einmal auf Seite 47 nachlesen.

2 Halten Sie ein Füßchen nach oben. Mit beiden Daumen massieren Sie auf den Fußsohlen auf und ab.

Die Füße werden genauso wie bei der Morgenmassage behandelt

3 Massieren Sie die Sohle kreisend mit den Daumen.

▶ Danach ist das andere Bein an der Reihe.

PRAXIS

Massagen vom 2. bis 7. Monat

Die Körperrückseite

Ihr Kleines liegt auf dem Bauch

▶ Um den Rücken zu massieren, drehen Sie Ihr Kind auf den Bauch. Sie können das Baby auch so drehen, daß es quer vor Ihnen liegt (Bild Seite 48). Ölen Sie nochmals Hinterkopf und Rücken des Babys ein.

1 *Hinterkopf:* Streichen Sie mit beiden Händen abwechselnd über den Hinterkopf bis zum Nacken. Umfassen Sie dabei den ganzen Kopf locker. Dieser Griff ist auf Seite 48 ausführlich beschrieben und bebildert.

Das tut dem Baby gut: Mit beiden Händen den Rücken nach unten ausstreichen

2 *Rücken:* Geben Sie wieder etwas angewärmtes Öl in die Hand. Gießen Sie das Öl langsam an der Wirbelsäule entlang abwärts über den Rücken.
● Legen Sie die Hände quer zum Rücken leicht auf den Nacken. Streichen Sie mit beiden Händen abwechselnd langsam und sanft vom Nacken zur Taille hinunter. Sie bedecken mit Ihren Handflächen den ganzen Rücken und spüren jede Muskelbewegung Ihres Babys.

3 Halten Sie mit einer Hand die Füße; die Beine des Babys sind dabei leicht nach oben gestreckt. Mit der anderen Hand streichen Sie langsam vom Nacken über Rücken, Po und Beine bis zu den Fersen.
● Lassen Sie Ihre ganze Energie in diese Bewegung fließen, so daß das Körperchen Ihres Babys wohltuend durchströmt wird.

Mit einer Hand die Füßchen halten – mit der anderen bis zu den Fersen streichen

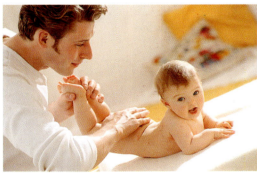

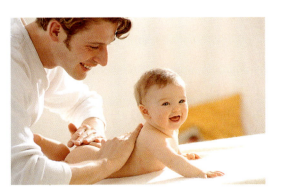

4 *Abschlußbewegung:* Drehen Sie nun das Baby wieder um. Ölen Sie Ihre Hände ein, und schließen Sie die Massage mit einem langen Ausstreichen ab: Von der Kopfmitte, über Gesicht, Schultern, Leib und Beine bis hin zu den Füßen. Hier verweilen Sie noch etwas.

PRAXIS

Massagen für jeden Tag

Massagen vom 8. bis 12. Monat

▶ Sie können natürlich alle bisher beschriebenen Griffe weiterhin einsetzen. Es wird aber sicher langsam schwierig, eine Ganzkörpermassage bei Ihrem Baby durchzuführen. Zu viel gibt es nun bereits für den Zwerg zu entdecken. Deshalb mag Ihr Baby vielleicht nicht mehr ruhig liegen. Es kann sein, daß es Ihnen mittendrin einfach davonkrabbelt. Deshalb sollten Sie jetzt besser Teilmassagen anbieten.
Zu empfehlen ist eine Rückenmassage. Auch Babys haben oft schon Verspannungen im Rücken und genießen deshalb die Massage sehr. Sie können sie durchführen, während das Baby vor Ihnen sitzt. Die Griffe sollten Sie jeweils 10- bis 15mal wiederholen.

Wichtig: Stövchen, Teelicht und Öl dürfen sich nicht in Babys Reichweite befinden!

Entspannende Massage für den Babyrücken

▶ Ölen Sie den Rücken des Babys ein. Geben Sie dazu Öl auf Ihre Hände, und streichen Sie dann über den Rücken.

Jetzt will Ihr Baby nicht mehr ruhig liegen

Mit eingeölten Händen über den Babyrücken gleiten

1 Streichen Sie mit beiden flachen Händen gleichzeitig die Schulterpartie aus, und zwar vom Halsansatz über die Schultern bis zu den Oberarmen.

2 Die gleiche Bewegung führen Sie nun mit den Daumen aus. Sie dürfen dabei ruhig etwas stärkeren Druck ausüben.

Mit beiden Daumen Verspannungen aus dem kleinen Nacken massieren

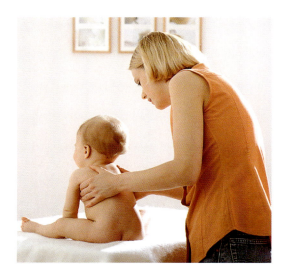

3 Legen Sie die flachen Hände quer zum Rücken nebeneinander auf den unteren Rücken des Babys.
● Nun streichen Sie von der Taille aufwärts über den Rücken bis zum Halsansatz.
● Ohne die Bewegung zu unterbrechen, streichen Sie dann mit beiden Händen über die Schul-

Massagen vom 8. bis 12. Monat

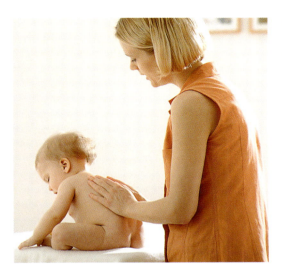

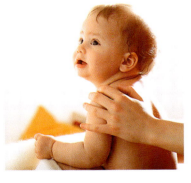

Die Schulterpartie des Babys sanft massieren

Mit flachen Händen von der Taille aufwärts über den Babyrücken gleiten

tern und am seitlichen Rücken entlang zurück zur Taille.

4 Beide Daumen fahren links und rechts an der Wirbelsäule entlang vorsichtig und mit wenig Druck nach oben, von Taille zum Halsansatz.
● Oben angekommen, streichen Sie mit den flachen Händen über die Schultern und den Rücken zurück zur Taille.

Wichtig: Niemals direkt auf der Wirbelsäule, sondern stets nur daneben massieren!

Quer über den Rücken streichen

5 Beginnen Sie nun am unteren Rücken: Sie streichen mit der rechten, flachen Hand quer von links nach rechts über den Rücken.
● Danach mit der linken Hand von rechts nach links.
● Fahren Sie fort: Beide Hände streichen den Rücken abwechselnd zur Seite hin aus. Dabei »arbeiten« Sie sich von der Taille bis zum Halsansatz hinauf.

Verspannungen einfach »wegstreichen«

6 Legen Sie die Fingerspitzen der rechten Hand auf den Nacken Ihres Babys, unterhalb des rechten Ohres.
● Streichen Sie dann über die Schultermulde bis zum Oberarm den ganzen Schulterbereich aus.
● Denselben Griff führen Sie dann mit der linken Hand an der linken Schulterseite aus.

7 Zum Abschluß legen Sie wieder beide Hände quer nebeneinander auf den unteren Rücken des Babys.
● Dann streichen Sie mit flachen Händen von der Taille bis zum Nacken über den Rücken.

Massagen für jeden Tag

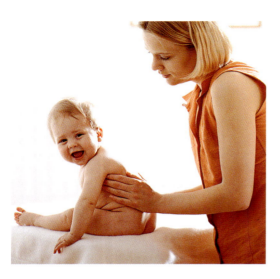
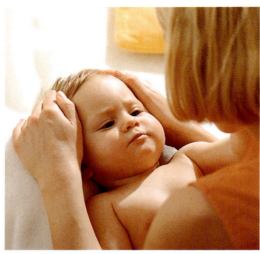

Über Schultern und Rücken wieder zur Taille hinunter streichen

● Ohne die Bewegung zu unterbrechen, streichen Sie über die Schultern und den seitlichen Rücken zurück zur Taille.

Kurzmassage

▶ Falls die Zeit einmal knapp ist, können Sie auch folgende Kurzversion der Massage ausprobieren:

1 Geben Sie in jedes Öhrchen ein bis zwei Tropfen Sesamöl. Das klingt für europäische Eltern sicher recht ungewöhnlich, dient aber nach der indischen Gesundheitslehre Ayurveda der Reinigung und Pflege des Körpers.

Mit Öl den Körper pflegen und reinigen

2 Ölen Sie Ihre Hände gut ein. Massieren Sie mit lockeren Streichbewegungen zuerst die Vorderseite des Babys:
● Legen Sie die Hände links und rechts neben die Fontanelle auf den Kopf des Babys.
● Streichen Sie von der oberen Kopfmitte beginnend seitlich am Gesicht entlang, dann am Körper abwärts zu den Füßen.
● Danach drehen Sie das Baby auf den Bauch.
● Massieren Sie nun auch die Rückseite des Körpers mit sanften, langen Streichbewegungen: Über Hinterkopf, Nacken, Rücken und Beine bis zu den Fußsohlen des Babys streichen.
● Zum Schluß halten Sie die kleinen Füße Ihres Babys einen Moment in den Händen.

Für eine Kurzmassage ist bestimmt immer Zeit.

Babys Füßchen liegen in Ihren Händen

PRAXIS

Was dem Baby sonst noch gefällt

Was dem Baby sonst noch gefällt

Weitere Wohltaten für Ihr Kind

Ob mit kleinen sportlichen Übungen oder einem entspannenden Bad: Babys lassen sich gern verwöhnen.
Hier finden Sie einige Anregungen, mit was Sie Ihrem Kind außer einer Massage noch eine Freude machen können.

Das Bad danach

Entspannender Abschluß der Massage: ein Bad

In Indien werden die Babys nach der Massage meist gebadet. Das geschieht nicht etwa, um das Öl abzuwaschen, sondern um die vorangegangene Anwendung zu intensivieren. Durch die Wärme des Wassers werden die Wirkstoffe des Öles noch tiefer in den Körper hineintransportiert.
Das warme Wasser löst außerdem die letzten Verspannungen. Ihr Baby wird sich danach wohl und zufrieden fühlen.

Wohltuende Badezusätze

Die folgenden Ölmischungen geben Sie mit einem Teelöffel Sahne oder Milch vermischt ins Badewasser. Sahne oder Milch sind nötig, damit die ätherischen Öle vom Wasser aufgenommen werden. Pur ins Wasser gegeben könnten sie die Babyhaut reizen.
Als Anregung und Muntermacher
● jeweils 2 Tropfen ätherisches Mandarinenöl (wirkt entkrampfend) und Zitronenöl (erfrischend)
Zum Entspannen und Träumen
● 4 Tropfen Lavendelöl (wirkt entspannend)

Kleine Babygymnastik

In Indien werden die folgenden kleinen Yoga-Übungen nach einer Babymassage absolviert. Diese Übungen fördern die Durchblutung der Muskulatur und die Gelenkigkeit. Außerdem lösen sie kleinere Verspannungen und Blockaden.

So werden Babys beweglicher

Die Gymnastik eignet sich für Babys ab 3 Monaten.

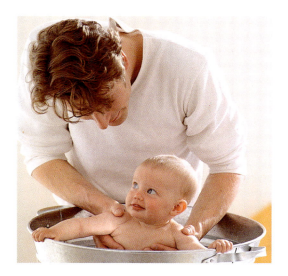

PRAXIS
Massagen für jeden Tag

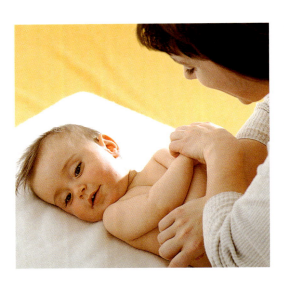

Yoga für die Kleinsten

Beide Arme über dem Brustkorb kreuzen

Die folgenden Übungen stärken die Schultermuskulatur und lösen Verspannungen im Rücken.

Verspannungen im Rücken lösen

1 *Arme verschränken:* Das Baby liegt vor Ihnen auf einer bequemen aber nicht zu weichen Unterlage oder auf Ihren ausgestreckten Beinen.
● Halten Sie beide Händchen in Ihren Händen.
● Breiten Sie nun die Arme des Babys gestreckt zur Seite aus.
● Danach kreuzen Sie sie über dem Brustkorb des Kindes.
● Verfahren Sie so, daß jeweils abwechselnd einmal der rechte und einmal der linke Arm unter dem anderen liegt.
● Alles 3- bis 5mal wiederholen.

2 *Arm und Bein über Kreuz:* Fassen Sie mit einer Hand behutsam die rechte Babyhand. Gleichzeitig nehmen Sie den linken Fuß des Babys in die andere Hand.
● Führen Sie nun den rechten Arm des Babys schräg nach unten, das linke Bein gleichzeitig schräg nach oben, so daß sie sich über der Körpermitte des Kindes treffen.
● Das gleiche anschließend mit dem linken Arm und dem rechten Bein durchführen.
● Die Übung auf jeder Seite 3- bis 5mal wiederholen.

Wichtig: Diese Übung sollten Sie mit Ihrem Baby nur durchführen, wenn das Hüftgelenk des Kindes in Ordnung ist.

Rechter Arm und linkes Bein werden über der Körpermitte zusammengeführt

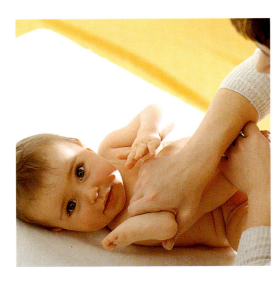

PRAXIS
59

Beschwerden lindern mit Massagen

Was fehlt dem Baby?

Für jede Mutter und jeden Vater ist es schlimm, wenn ihr Kind Schmerzen hat. Für junge Eltern aber ist diese Situation besonders unerträglich: Sie haben noch keine Erfahrung damit, wie sie dem Baby helfen können. Vor allem aber kann das Baby nicht »sagen«, was ihm fehlt: Es kann nur weinen.

WICHTIG

Keine Massagen bei Fieber!

Bei Fieber darf unter gar keinen Umständen massiert werden (siehe auch Kasten Seite 42). Die Massage belastet in diesem Fall den kleinen Organismus zu sehr. Versetzen Sie sich einfach selbst in das kleine Baby hinein: Auch Ihnen würde eine Massage bei Fieber nicht guttun! Bei Fieber trocknen Babys durch die hohe Körpertemperatur sehr schnell aus.

Gerade mit einem Baby sollten Sie nichts riskieren: Wenn Sie auch nur den geringsten Verdacht haben, daß es dem Kleinen wirklich schlecht geht, suchen Sie unbedingt den Kinderarzt auf – lieber einmal zuviel als zuwenig!

Der Zustand eines Säuglings ändert sich manchmal sehr rasch. Es ist gut, wenn eine Mutter einige Handgriffe beherrscht, die

dem Kind Erleichterung verschaffen. Wenn das Kind ernsthaft erkrankt ist, sprechen Sie sich jedoch unbedingt mit Ihrem Kinderarzt ab, bevor Sie Ihr Baby massieren.

Bei Problemen mit dem Baby zum Arzt gehen

Rund um Babys Bauch

Bauchschmerzen, die auf Verdauungsprobleme und Blähungen zurückzuführen sind, sind wohl die häufigste Ursache für ein Unwohlsein bei Babys.

Mögliche Ursachen für Bauchschmerzen

Tatsache ist, daß Blähungen häufig während der ersten drei Monate auftreten. Über die Ursache der von vielen Eltern gefürchteten Dreimonatskoliken ist man sich sogar in Fachkreisen nicht einig: Vielleicht liegt es an der noch nicht vollständig ausgebildeten Darmfunktion. Andere glauben, daß der Säugling beim zu hastigen Trinken Luft schluckt, die dann Blähungen verursacht.

Bauchweh – wie es dazu kommen kann

PRAXIS

60

Beschwerden lindern mit Massagen

Auch Ernährungsfehler der stillenden Mutter können in einigen Fällen die Bauchschmerzen verursachen.

Massagen gegen Bauchschmerzen

Mit sanften Berührungen Bauchweh lindern

Regelmäßig durchgeführte Massagen wirken auf jeden Fall vorbeugend, so daß die Bauchschmerzen verhindert oder gemildert werden können. Sollte Ihr Kind trotz täglicher Massagen unter starken Schmerzen leiden, so versuchen Sie eine sanfte Bauchmassage mit folgenden Mischungen:

Ölmischung gegen Bauchweh

Zutaten

Das brauchen Sie:
30 ml Sesamöl, jeweils 1 Tropfen Fenchelöl, Kümmelöl und Lavendelöl

So wird's gemacht

▶ Das Sesamöl in ein kleines Fläschchen geben, die ätherischen Öle hinzufügen.

TIP!
Bewahren Sie ein Apothekenfläschchen auf, das Sie mit einem Schild markieren (zum Beispiel 30 ml oder 50 ml). Damit können Sie das Massageöl rasch und genau abmessen.

Hausmittel gegen Bauchweh

Ein weiteres Hausmittel gegen Babys Bauchschmerzen ist Bockshornkleesamen. Sie erhalten ihn im Naturkostladen. Stillen Sie Ihr Kind, reicht es aus, wenn Sie Ihre Speisen mit Bockshornklee würzen. So bekommt das Baby genügend Wirkstoffe. Nehmen Sie nur wenig von dem Gewürz, da die Speisen sonst rasch zu bitter schmecken.
Stillende Mütter können außerdem Fencheltee trinken. Über die Muttermilch beruhigt der Tee nämlich auch den Bauch des Kindes.

Sesamöl erwärmt und wirkt deshalb lindernd und entblähend.

Anwendungsbereich

Kreisende Bauchmassage

▶ Wärmen Sie das Öl etwas an, und testen Sie die Temperatur auf der Innenseite Ihres Handgelenks. Es sollte etwa der Körpertemperatur entsprechen.

1 Lassen Sie ein paar Tropfen in die Mulde des Bauchnabels fließen.

Wichtig: Wie schon auf Seite 43 angemerkt, massieren Sie den Bauch bitte nur, wenn der Nabelschnurrest abgefallen und der Nabel völlig verheilt ist.

Nur bei abgeheiltem Bauchnabel massieren

PRAXIS
Rund um Babys Bauch
61

Bitte nur mit warmen Händen

2 Legen Sie behutsam eine Hand auf das Köpfchen, die andere quer über den Bauch des Kindes. Achten Sie bei dieser Bauchmassage ganz besonders darauf, daß Ihre Hände angenehm warm sind. Verweilen Sie eine Minute in dieser Stellung. Lassen Sie die Wärme Ihrer Hand auf das Bäuchlein wirken.

3 Massieren Sie langsam mit den Fingerspitzen im Uhrzeigersinn eine immer größer werdende Spirale, vom Nabel aus beginnend. Wiederholen Sie diese Bewegung 3mal.

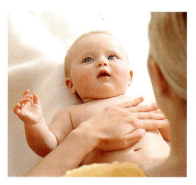

Den Bauch nach unten ausstreichen – auch das kann gegen Bauchschmerzen helfen

gen, folgt die linke Hand mit gleichem Ablauf, so daß das Baby immer eine Hand spürt.
● Wiederholen Sie alles 10mal.

2 Nehmen Sie wieder die Ausgangsstellung (wie bei der kreisenden Bauchmassage) ein: Eine Hand liegt auf dem Kopf des Babys, die andere auf dem Bauch. Verweilen Sie eine Minute so.

Das Baby erbricht sich

Wenn ein Baby erbricht, muß man nicht gleich in Panik geraten: Vielleicht hat es nur zu hastig getrunken oder bekommt sein »Bäuerchen« nicht richtig heraus.

Sanfte Hilfe

Um den Babybauch wieder zu beruhigen, hilft oft eine Massage mit folgender Mischung:

Wenn es im Bäuchlein rumort

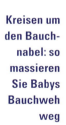
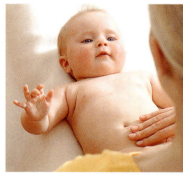

Kreisen um den Bauchnabel: so massieren Sie Babys Bauchweh weg

Bauchweh wegstreichen

1 Legen Sie die rechte Hand flach in Magenhöhe auf den Babybauch.
● Streichen Sie nun vom Magen über den Bauch abwärts. Kurz bevor Sie die Bewegung beenden, um oben wieder anzufan-

PRAXIS

Beschwerden lindern mit Massagen

Zutaten
Das brauchen Sie:
etwa 5 ml Sesamöl, 1 Tropfen
ätherisches Fenchelöl

So wird's gemacht
▶ Geben Sie das Fenchelöl in das Sesamöl.

Anwendungsbereich
Die Mischung erwärmt den Bauch leicht und beruhigt ihn.

▶ Massieren Sie den Bauch in sanften Kreisen im Uhrzeigersinn rund um den Bauchnabel.

Wichtig: Wird ständig die Nahrung erbrochen, sollten Sie unbedingt den Arzt aufsuchen!

Hilfen bei Erkältung

Babys neigen zu Infekten, denn der kindliche Organismus muß erst noch lernen, mit Fremdstoffen, Bakterien und Viren umzugehen. Ist das Baby erkältet, aber fieberfrei, darf es massiert werden. In Indien verwendet man dafür gern das – leider unangenehm riechende – Neembaumöl. Es wirkt schmerzstillend, hautpflegend und auswurffördernd bei Husten.

Das Öl des Neembaumes hilft gegen Husten

Wichtig: Sprechen Sie die Anwendung der Ölmischungen mit Ihrem Kinderarzt ab.

WICHTIG
Bevor Sie Ihr Baby mit Neembaumöl massieren, sollten Sie unbedingt einen Hautreaktionstest machen (siehe Seite 41). Um allergischen Reaktionen vorzubeugen, können Sie das Öl außerdem mit einem Basisöl mischen (Beispiele dafür finden Sie auf Seite 27 und in der Tabelle ab Seite 90).

Erkältungsöl

Das brauchen Sie:
30 ml Sesamöl, je 1 Tropfen Cajeput- und Myrtenöl, 2 Tropfen Lavendelöl
Zutaten

▶ Geben Sie die ätherischen Öle in das Sesamöl.
So wird's gemacht

Das Öl wirkt erwärmend, kramp- und schleimlösend.
Anwendungsbereich

Massage bei Erkältung

▶ Brust und Rücken sanft mit Streichungen und kreisenden Bewegungen massieren.

Husten sanft lindern
Bei festsitzendem Husten

Das brauchen Sie:
je 25 g Süßholz- und Eibischwurzelpulver, 10 g Gewürznelken, je 250 ml Wasser und Sesamöl
Zutaten

PRAXIS
Neurodermitis 63

So wird's gemacht ▶ Die Pulver im Wasser anrühren. Mit dem Sesamöl zum Kochen bringen. Dann auf mittlerer Hitze unter ständigem Rühren sprudelnd kochen lassen, bis das Wasser verdunstet ist. Dauer: 1 bis 1 1/2 Stunden.

Anwendungsbereich Wirkt auswurffördernd.

Hustenreiz lindern

Das brauchen Sie:
Zutaten 50 g Trikatupulver, je 250 ml Wasser und Sesamöl

So wird's gemacht ▶ Es wird ebenso zubereitet wie das vorhergehende Rezept.

Anwendungsbereich Lindert Hustenreiz.

▶ Beide Öle verwenden Sie für Massagen im Brustbereich.

Sonnenbrand

Wärme und Licht verführen zum Sonnenbaden. Schützen Sie die Babyhaut ausreichend. Ist es trotz aller Vorsicht zu kleineren Rötungen gekommen, hilft Sandelholzpaste.

Das brauchen Sie:
Zutaten Sandelholzpulver, Rosenwasser (Mengen je nach zu behandelnder Hautfläche)

▶ Das Pulver mit Rosenwasser zur dicklichen Paste verrühren und vorsichtig auf die geröteten Stellen auftragen.

Wirkt kühlend und lindernd.

Wichtig: Bei starkem Sonnenbrand, vielleicht sogar mit Fieber, bitte den Arzt aufsuchen!

So wird's gemacht

Anwendungsbereich

Neurodermitis

Immer mehr Babys leiden an Neurodermitis. Diese Krankheit muß der Arzt behandeln. Für Massagen sind besonders Öle mit einem hohen Anteil an Gammalinolensäure geeignet. Diese ungesättigte Fettsäure ist auch in der Muttermilch enthalten. Deshalb treten oft nach dem Abstillen neurodermitische Schübe auf.

Bei Neurodermitis zuerst zum Arzt

> **TIP!**
> **Hilfe bei Neurodermitis**
> Folgende Öle enthalten viel Gammalinolensäure. Sie eignen sich deshalb besonders für Massagen gegen Neurodermitis:
> ● Nachtkerzen-Öl
> ● Borretschsamen-Öl
> ● Johannisbeersamen-Öl
> ● Hanf-Öl (ist etwas günstiger als die anderen genannten Öle und in vielen Naturkostläden und Apotheken erhältlich.)

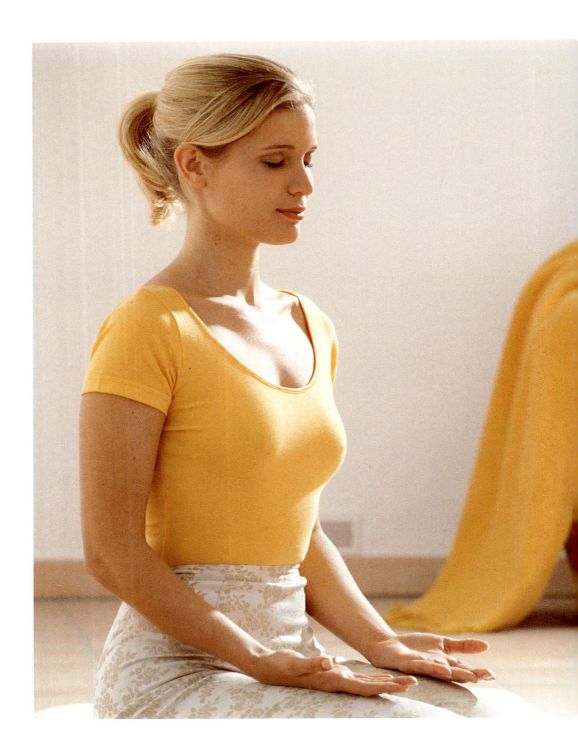

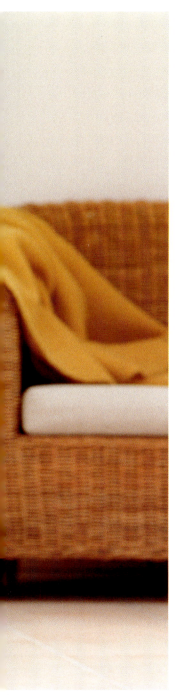

Glückliche Mütter – frohe Babys

»*Gott konnte nicht überall sein, darum schuf er die Mütter.*«
israelisches Sprichwort

Nach einer Geburt dreht sich erst einmal alles um den neuen kleinen Erdenbürger. Natürlich steht auch für Sie als Mutter Ihr Baby jetzt im Mittelpunkt.
Dabei sollten Sie sich aber nicht selbst vernachlässigen. Gönnen Sie sich einige Streicheleinheiten und Extras. In diesem Kapitel haben wir für Sie ein paar »Wohltaten« zusammengestellt – Massageanleitungen, Rezepturen, Informationen und Tips, mit denen Sie sich schnell wieder schön und fit fühlen werden.
Außerdem erfahren Sie, wie Sie für diese Zeit typische körperliche und seelische Beschwerden »natürlich« heilen oder lindern können.

PRAXIS

Wenn Frauen Mütter werden

Erholung nach der Geburt

Wie wir bereits im ersten Kapitel beschrieben haben, wird in Indien neben den Babys auch den Müttern in den ersten Wochen nach der Geburt ein besonders intensives Verwöhnprogramm geboten (ab Seite 17). Damit hilft man der Frau, sich schnell von der Geburt zu erholen, so daß sie bald wieder so vital und leistungsfähig ist wie vor der Entbindung. Davon profitieren schließlich alle um sie herum. Etwas anders verhält es sich bei uns: Dem Thema wird recht wenig Beachtung geschenkt. Wir möchten dieses Kapitel deshalb der Person widmen, die ihre ganze Kraft und Energie eingesetzt hat, um das kleine »Bündel« so wohlbehalten wie möglich ans Tageslicht zu bringen: der Mutter! Sie finden in diesem Kapitel Anregungen, Tips und Anleitungen, wie Sie mit wenig Aufwand und in kurzer Zeit – gerade das ist ja jetzt wichtig – Körper und Seele wieder ins Gleichgewicht bringen können.

Willkommen! Ein neuer Erdenbürger wird liebevoll begrüßt.

Wieder »ins Lot« kommen

Das Wunder der Geburt

Die Geburt ist Abschluß und Krönung des größten Wunders überhaupt: das Entstehen und Werden eines Lebewesens. Es ist faszinierend zu beobachten, was sich in einer Frau innerhalb von neun Monaten vollzieht: Ein befruchtetes Ei wird zum »fertigen« Lebewesen. Und am Ende dieser Entwicklung steht der Kraftakt der Geburt. Nie gehen Schmerz und Freude so miteinander Hand in Hand wie bei der Geburt eines kleinen Menschenkindes. Niemals zuvor und danach wird eine Symbiose so schmerzhaft getrennt wie in diesem Augenblick. Danach ist nichts mehr wie vorher. Und die Zeit nach der

Ein unvergeßlicher Moment

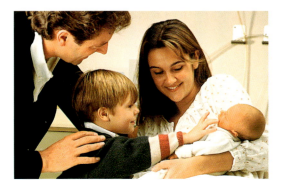

PRAXIS

Auf und Ab von Körper und Seele

67

Geburt ist für viele Frauen nicht nur eine sehr glückliche, sondern auch eine aufregende, schwierige und anstrengende Lebensphase.

Auf und Ab von Körper und Seele

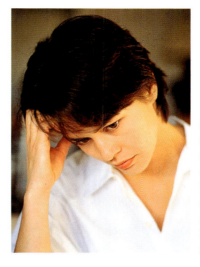

»Eine richtige Mutter braucht nur ihr Baby, um glücklich zu sein.« Mit diesem Argument gehen manche über diese besondere und auch schwierige Lebenssituation einer Frau hinweg. Aber so ganz stimmt das nicht: Monatelang hat sie diesem Augenblick entgegengefiebert, die letzten Wochen waren schier unerträglich – sie wollte endlich ihr Baby in den Armen halten. Nun ist es da – und Berge von Fragen türmen sich auf.

Eine schöne, aber auch schwere Zeit

Fragen und Probleme junger Mütter

Das Einfachste und Natürlichste der Welt wird plötzlich ganz fürchterlich kompliziert. Wie haben das bloß die anderen alle gemacht? Stillen? – Das kann doch jede Frau! Richtig, aber es geht leichter, wenn man es ihr behutsam zeigt und sie immer wieder ermuntert, wenn es nicht ganz so schnell klappt.

Junge Mütter brauchen Ermutigung

Es hat immerhin bis zum vierten Kind gedauert, bis die Autorin begriffen hat, daß das Wichtigste beim Stillen Zeit ist, und es Wochen oder gar Monate dauern kann, bis die Milch richtig fließt.

Man sollte sich einmal vor Augen halten, was alles in einer Frau, die eben ein kleines Menschenkind geboren hat, vor sich geht: im Körper und auch im Kopf. Geburt wird oft als ein »freudiges Ereignis« bezeichnet, wird also als etwas Großartiges angesehen. Dazu passen eigentlich nicht Einsamkeit und Überforderung – oder schwere Beine und schmerzende Brüste. Aber genau das macht den meisten Frauen im Wochenbett zu schaffen.

Erschöpfung und seelische »Achterbahnfahrten« sind in dieser Zeit völlig normal.

Frohes Ereignis mit »Nebenwirkungen«

Sanfte Berührung: die Partnermassage

Massage mit liebevoller Hand

Die folgenden Seiten wenden sich vor allem an den Vater des Kindes. Aber auch eine gute Freundin, die Schwester oder die Mutter können selbstverständlich der Frau liebevolle Streicheleinheiten geben. Nachfolgend zeigen wir ein paar Griffe dafür.

Vorbereitung der Massage

Viele Frauen klagen besonders am Ende der Schwangerschaft,

aber auch nach der Geburt über schwere Beine. In den ersten Wochen nach der Geburt ist deshalb eine Entlastungsmassage für Füße und Beine empfehlenswert. Sie sollte etwa 10 bis 15 Minuten dauern. Diese Massage wirkt entstauend und entspannend. Vielleicht schläft Ihre Partnerin bereits nach den ersten Berührungen ein. Dann massieren Sie einfach weiter.

Entspannung für müde Beine

▶ Ihre Partnerin kann bei dieser Massage auf einer Liege, einem nicht zu weichen Bett oder dem Boden liegen. Um den Teppich vor Ölflecken zu schützen, können Sie ihn mit einer Plastikfolie abdecken. Legen Sie darauf eine Woll- oder Heizdecke und darüber ein Laken. Breiten Sie über den Körper Ihrer Partnerin ein großes, wenn möglich angewärmtes Handtuch, damit sie nicht friert. Bedenken Sie bei der Wahl von Laken und sonstiger Wäsche, daß die Massageöle meist nur durch Auskochen wieder zu entfernen sind.
Nun noch ein kleines Kissen unter den Kopf – und schon kann es losgehen.

Bequeme, aber nicht zu weiche Unterlage

Die Massage kann beginnen!

Hier noch einmal auf einen Blick, wie Sie die Massage Ihrer Partnerin vorbereiten sollten:
● Bereiten Sie den Platz für die Massage vor (siehe Text neben dem Kasten).
● Sorgen Sie für Atmosphäre: angenehmes Licht und vielleicht auch Musik.
● Stellen Sie das angewärmte Öl bereit (Vorschläge siehe Kasten Seite 69).
● Wichtig: Sie selbst sollten entspannt und gut gelaunt sein.
● Achten Sie darauf, daß Ihre Hände angenehm warm sind (Kasten Seite 41).

Fuß- und Beinmassage

▶ Wie für die Babymassage (Seite 41) ölen Sie auch bei dieser Massage die Hände vorher ein. Massieren Sie nur, wenn Sie selbst entspannt sind – so wird die Massage auch zu einer Wohltat für die Frau. Wiederholen Sie alle Griffe bis zu 10mal.

Vorsicht bei Krampfadern

Wichtig: Hat die Frau starke Krampfadern, behandeln Sie bitte die Beine nicht oder nur mit ganz sanften Streichungen.

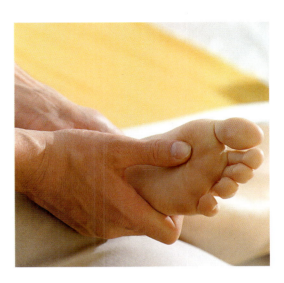

1 Nehmen Sie ein Bein Ihrer Partnerin so auf den Schoß, daß Sie mit einer Hand den Fuß in Knöchelhöhe umfassen und mit der anderen die Fußsohle massieren können.

TIP!
Geeignete Öle für die Wöchnerinnenmassage
● Bala-Rosen-Öl wirkt stärkend und aufbauend auf Körper und Seele.
● Schwarzkümmelöl hat eine stimmungsaufhellende, reinigende und vitalisierende Wirkung, fördert den Milchfluß und reguliert die Verdauung (Seite 77). Andere geeignete Massagemittel finden Sie ab Seite 73.
Eine interessante Alternative zur Ölmassage: die Massage mit Lehm (ab Seite 78).

2 Reiben Sie nun mit der flachen Hand locker über die Fußsohle, und versuchen Sie, ständig Hautkontakt zu halten.

In kleinen Kreisen die Fußsohle massieren

3 Mit dem Daumen »zeichnen« Sie auf die ganze Sohle viele kleine Kreise. Beginnen Sie an der Ferse und arbeiten Sie sich zu den Zehen vor.

4 Nehmen Sie jeden Zeh einzeln zwischen Daumen und Zeigefinger, und streichen Sie ihn nach oben zu aus, so, als ob Sie den Zeh sanft in die Länge ziehen wollten.

Jeden Zeh einzeln ausstreichen

5 Massieren Sie mit dem Daumen die Punkte über den Zehenzwischenräumen in kleinen Kreisen.

PRAXIS

Sanfte Berührung: die Partnermassage

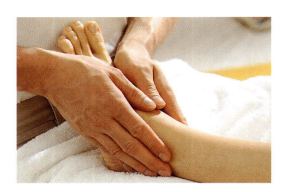

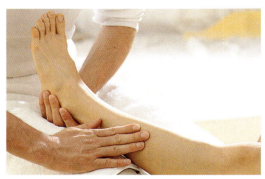

Den Fuß sanft ausstreichen

6 Setzen Sie sich so, daß Sie den Fuß mit beiden Händen links und rechts fassen können. Sie ziehen die Hände – beginnend am Innen- und Außenknöchel – sanft über den gesamten Fuß. Dabei befinden sich die Daumen auf dem Fußrücken, die Finger an der Sohle.

Behutsam um die Knöchel kreisen

7 Kreisen Sie mit den Fingerspitzen beider Hände um den Innen- und Außenknöchel.

Wichtig: Wenn die Knöchel geschwollen sind, keinesfalls zu fest zufassen oder gar drücken!

8 Mit einer Hand halten Sie nun die Ferse etwas nach oben. Die andere Hand legen Sie quer zum Schienbein auf das Bein und streichen sanft am Schienbein entlang nach oben zum Knie. Hier führen Sie die Hand auf die Rückseite des Beines und streichen an der Wade entlang abwärts zur Ferse. Das Ganze soll in einer fließenden Bewegung ablaufen.

9 Setzen Sie sich nun neben Ihre Partnerin auf deren Kniehöhe. Eine Hand greift unter das Knie, die andere massiert es mit sanften, streichenden Kreisbewegungen.

10 Anschließend massieren Sie mit der flachen Hand den Oberschenkel. Beginnen Sie an der Beininnenseite über

Den Unterschenkel massieren

Mit flacher Hand am Oberschenkel entlang streichen

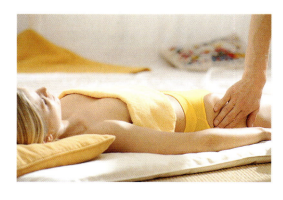

Rückenmassage

dem Knie. Streichen Sie in einer diagonalen Bewegung aufwärts zur Hüfte.

In einer fließenden Bewegung massieren

● Streichen Sie auf der Rückseite des Oberschenkels wieder abwärts. Führen Sie oberhalb des Knies die Hand wieder auf die Vorderseite des Beines, und wiederholen Sie die Bewegung.

● Sie können auch beide Hände übereinander legen, um fester zu massieren.

▶ Haben Sie ein Bein massiert, decken Sie es zu und wiederholen die Griffe am anderen Bein in gleicher Reihenfolge.

Rückenmassage

Die Schwangerschaft und die die Zeit mit dem Baby sind eine sehr starke Belastung für den Rücken. Diese Massage ist deshalb jetzt besonders wohltuend.

Verspannungen im Rücken lösen

▶ Ihre Partnerin liegt auf dem Bauch, die Arme entspannt an der Seite. Sie sitzen auf Kopfhöhe der Frau daneben, so daß Sie den ganzen Rücken bequem erreichen können.
Wenn nicht anders angegeben, führen Sie die Griffe jeweils 14mal aus. Sie können sie für eine intensivere Massage natürlich auch öfter wiederholen.

1 Gießen Sie – am Halsansatz beginnend – etwas angewärmtes Öl auf den Rücken. Dafür benutzen Sie am besten ein kleines Apothekenfläschchen, in das Sie vorher 50 ml Öl abgefüllt haben.

Ein Fläschchen mit Öl vorbereiten

● Lassen Sie den Ölstrahl langsam an der Wirbelsäule entlang nach unten bis kurz über das Kreuzbein fließen.

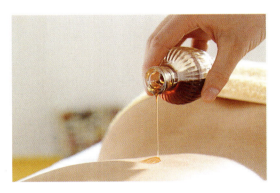

● Streichen Sie dann das Öl langsam mit den flachen Händen von der Mitte zu beiden Seiten hin über den ganzen Rücken. Beginnen Sie dabei am oberen Rücken.

Den Ölstrahl über die Wirbelsäule fließen lassen

● Diese beiden Schritte – das Ölgießen und das Ausstreichen – wiederholen Sie nun gleich noch einmal.

2 Legen Sie Ihre Hände jetzt leicht auf die Schulterblätter, und verweilen Sie etwa 2 Minuten in dieser Haltung.

Sanfte Berührung: die Partnermassage

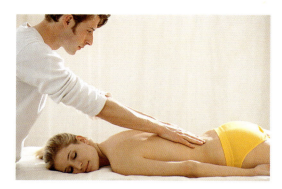

Den Rücken sanft nach unten ausstreichen

3 Beide Hände liegen nebeneinander auf dem oberen Rücken, die Fingerspitzen zeigen zur Taille. Streichen Sie nun langsam und mit wenig Druck abwärts bis zum Gesäßrand.
● Dann streichen Sie den unteren Rücken nach links und rechts seitlich aus.

Mit den Daumen rechts und links der Wirbelsäule abwärts gleiten

4 Streichen Sie mit den Daumen vom oberen Rücken langsam und mit wenig Druck rechts und links der Wirbelsäule abwärts bis zum Gesäßrand.

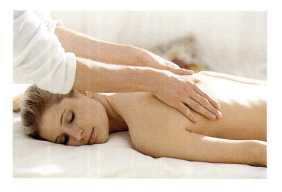

● Dann streichen Sie den unteren Rücken seitlich aus. Wiederholen Sie dies 7mal.

Wichtig: Niemals direkt auf der Wirbelsäule, sondern immer nur daneben massieren!

5 Streichen Sie mit beiden Daumen vom Halsansatz nach links und rechts über die Nackenmuskulatur zur Schulter hin. Wenn es Ihrer Partnerin angenehm ist, können Sie dabei etwas stärkeren Druck ausüben.

Entspannend: den Nacken etwas fester mit den Daumen ausstreichen

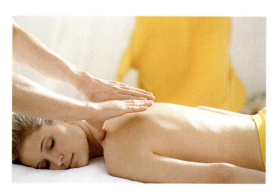

6 Streichen Sie die Nackenmuskulatur mit beiden Händen über die Schultern bis zum Oberarm aus.

7 Zum Schluß wiederholen Sie den bei Schritt 3 beschriebenen Griff: Beide Hände streichen zuerst von oben nach unten flach über den Rücken, dann nach links und rechts.

Balsam für Körper und Seele

PRAXIS

Auf den folgenden Seiten finden Sie Rezepturen für Öle und Pasten sowie Tips und Anregungen, die Ihnen gegen die typischen Beschwerden nach einer Entbindung helfen.

Depressionen und Erschöpfung

Zwischen Glück und Traurigkeit

Die Geburt ist überstanden, und Sie sind natürlich die glücklichste Mutter mit dem wundervollsten Baby; das heißt: nicht immer! Depressionen sind in dieser Zeit fast als natürlich zu bezeichnen. Und nach der körperlichen Höchstleistung einer Geburt ist auch die Erschöpfung verständlich, die vielen Frauen noch einige Zeit zu schaffen macht.

Wochenbettdepression

Die meisten Frauen leiden in den ersten Wochen nach der Geburt mehr oder weniger stark unter Stimmungsschwankungen, unerklärlicher Traurigkeit oder gar Depressionen. Um das zu verstehen, muß man bedenken, daß sowohl während der Schwangerschaft als auch nach der Geburt der weibliche Hormonhaushalt kräftig durcheinandergeschüttelt wurde.

Der Körper »spielt verrückt«

Hilfe gegen Traurigkeit

Eine sanfte Ölmassage mit stimmungsaufhellenden und harmonisierenden Kräutersubstanzen lindert die für diese Zeit typischen seelischen Beschwerden recht schnell.
Folgende Mischung ist ebenfalls empfehlenswert:

Das brauchen Sie:
100 ml Johanniskrautöl,
3 Tropfen Rosenöl, je 2 Tropfen Neroliöl und Vetiver, 5 Tropfen Lavendelöl

Zutaten

TIP!

Wie kann der Partner helfen?
Häufig fühlt sich der Partner in dieser Situation überfordert und reagiert etwas unbeholfen. Liebe und Zuwendung wirken jetzt jedoch Wunder. Frauen wollen oft einfach fest in die Arme genommen werden und brauchen jetzt ganz besonders das Gefühl der Geborgenheit.

PRAXIS

74 Balsam für Körper und Seele

So wird's gemacht   ▶ Geben Sie die ätherischen Öle in das Johanniskrautöl.

Anwendungsbereich   Wirkt entspannend, stimmungsaufhellend, harmonisierend.

▶ Massieren Sie mit der Mischung Füße und Beine (Anleitung ab Seite 69).

Frauenöl

Das folgende Rezept stammt aus der »persönlichen Hausapotheke« der Autorin.

Das brauchen Sie:
Zutaten   jeweils 1/4 Tasse Schafgarbe, Frauenmantel, weiße Taubennessel und Silbermantel (Alles als getrocknete Kräuter. Wenn Sie frische Kräuter verwenden, nehmen Sie jeweils die doppelte Menge), 4 Tassen Sesam- oder Olivenöl, 16 Tassen Wasser

So wird's gemacht   ▶ Das Frauenöl wird so zubereitet wie im Grundrezept für Kräuteröl (Seite 30) angegeben.

Anwendungsbereich   Die verwendeten Kräuter sind bekannt für ihre Wirksamkeit bei frauenspezifischen Beschwerden wie Menstruationsproblemen oder spannenden Brüsten. Das Frauenöl

wirkt beruhigend, kräftigend und ausgleichend.

▶ Frauenöl eignet sich für alle beschriebenen Massagen für die Mutter (ab Seite 69 und ab Seite 87).

Wohltat bei Erschöpfung

Die Geburt eines Kindes erfordert viel Kraft. Die meisten Frauen fühlen sich danach erschöpft und ausgelaugt. Es dauert manchmal viele Monate, bis sie wieder zu ihrer ursprünglichen Vitalität zurückfinden. Die Mutter braucht also kraftspendende Unterstützung. Auch hier ist wieder das bereits erwähnte Bala-Rosen-Öl (Seite 69) sehr wirksam.

Ein ideales Öl für junge Mütter

Für das Frauenöl brauchen Sie diverse getrocknete Kräuter und ein Basisöl.

PRAXIS
Rund ums Stillen

Sie können auch folgende Mischung zur Massage verwenden:

Belebendes Kraftöl

Das brauchen Sie:
Zutaten 50 ml Sesamöl, 50 ml Weizenkeimöl, 3 Tropfen Vetiver, 3 Tropfen Angelika, 2 Tropfen Zirbelkiefer

So wird's gemacht
▶ Geben Sie die ätherischen Öle in das Sesamöl.

Anwendungsbereich Wirkt stärkend.

▶ Das Kraftöl ist für vitalisierende ebenso wie für entspannende Massagen geeignet.

Milchbildungsöl

Das brauchen Sie:
je 1/8 Tasse getrocknetes Eisenkraut, Brennessel, Dill, Fenchel (bei frischen Kräutern doppelte Menge), 2 Tassen Sesamöl, 8 Tassen Wasser, 8 Tropfen Jasminöl, 50 ml Schwarzkümmelöl

Zutaten

▶ Das Öl wird nach dem Grundrezept auf Seite 30 zubereitet. Nach dem Abkühlen geben Sie zusätzlich Schwarzkümmelöl und Jasminöl dazu.

So wird's gemacht

Wirkt milchbildend.

▶ Massieren Sie das Öl mit langen Streichbewegungen vom Leib zur Brust hin, dabei jedoch die Brust selbst aussparen.

Stillen ist für Mutter und Baby eine besonders innige Art der Zweisamkeit.

Rund ums Stillen

Die meisten Frauen möchten stillen. Gerade in den ersten Tagen kommt es jedoch oft zu Schwierigkeiten. Für viele Stillprobleme gibt es aber natürliche Lösungen.

So gibt es mehr Milch

Besonders am Anfang der Stillzeit sind viele Frauen unsicher und fürchten, nicht genug Milch zu haben. Um die Milchbildung anzuregen, sind Massagen mit folgendem Öl wirksam:

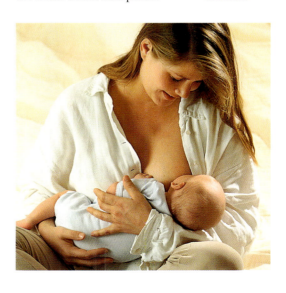

Milchstau

Die Brust sensibel beobachten

Ein Milchstau kann sich entwickeln, wenn die Milch in der Brust nicht ungehindert fließen kann. Manchmal bilden sich dadurch Zysten – mit Milch gefüllte Blasen – in der Brust. Auch mangelnde Entleerung der Brust oder entzündete Brustwarzen können zu einem Milchstau führen.

WICHTIG
Die Brust soll immer vollständig entleert werden – so beugen Sie einem Stau vor. Aus einem Milchstau kann sich eine schmerzhafte Brustentzündung (Mastitis) entwickeln. Deshalb versuchen Sie sofort, ihn zu beseitigen.

Gestaute Milch entfernen

Hebamme, Arzt oder eine Stillberaterin um Rat fragen

Oft kann durch rechtzeitiges Hochbinden der Brust und Abpumpen der Milch ein Stau verhindert werden. Hat er sich bereits entwickelt, pumpen Sie ebenfalls ab. Hilft das nicht, ist ärztliche Hilfe nötig.

Wenn die Brustwarzen entzündet sind

Eine Entzündung an der Brustwarze kann ebenfalls einen Milchstau oder eine größere Entzündung auslösen.

Das hilft bei wunden Brustwarzen

Die Brust schonend entleeren

Hat die Brustwarze Schrunden und Risse, pumpen Sie die Milch ab oder stillen mit einem sogenannten Warzenschutz. Weitere Möglichkeiten sind:
- Aloe-Gel mit etwas Kurkuma-Pulver mischen und auftragen.
- Die Brust mit lauwarmem Kamillentee waschen.

Hilfen zum Abstillen

Folgende Mischung reduziert die Milchmenge:

Zutaten

Das brauchen Sie:
100 ml Sonnenblumen- oder Kokosnußöl, 5 Tropfen Salbeiöl, 3 Tropfen Ingweröl

So wird's gemacht

▶ Die ätherischen Öle in das Basisöl geben.

Anwendungsbereich

Wirkt milchreduzierend.

▶ Massieren Sie mit der Ölmischung vom Bauch zur Brust hin, die Brust selbst aber nicht.

TIP!
Bestimmte Kräuter helfen beim Abstillen. Als milchreduzierend haben sich die Pflanzen Ingwer und Salbei erwiesen. Sie können diese Kräuter als Tee oder zum Würzen der Speisen verwenden.

PRAXIS
77

Schönheitspflege ganz natürlich

Pflege – auch wenn die Zeit knapp ist

Veränderungen der Haut und des Haares beobachten die meisten Frauen nach einer Geburt. Dazu kommt, daß viele in den ersten Monaten wenig Schlaf finden und fast keine Zeit für sich und ihren Körper haben. Einige Vorschläge, wie Sie Ihren Körper jetzt pflegen und verwöhnen können, finden Sie auf den folgenden Seiten.

Den Körper von Ballast befreien

Den Körper gründlich zu reinigen und zu entschlacken trägt zum Wohlbefinden bei. Sie können dazu folgende Anwendungen ausprobieren.

Das Geheimnis der alten Ägypter

Ein Öl, das gute Laune macht

Bereits die alten Ägypter wußten um die Wirkung dieses Schönheits- und Heilmittels, und mittlerweile bestätigen es auch europäische und amerikanische Wissenschaftler: Schwarzkümmelöl hat eine stimmungsaufhellende, tiefrei-

nigende und vitalisierende Wirkung. Daher ist dieses Öl auch besonders gut für Massagen in dieser Zeit geeignet. Es fördert den Milchfluß und reguliert die Verdauung. Dem Schwarzkümmelöl wird auch heilende Wirkung bei Allergien, Asthma Bronchiale und Neurodermitis nachgesagt.

Mit natürlichen Mitteln ausgleichen

Wie neu geboren durch entschlacken

Um den Körper gründlich zu entschlacken, empfiehlt sich eine Massage mit Spargelöl. Das folgende Rezept ist von Herbert Wagner, einem Heilpraktiker.

Spargelöl

Das brauchen Sie:
1 kg weißen Spargel (gewaschen, geschnitten, ungeschält), 4 Liter Wasser, 1 Liter Sesamöl

Zutaten

▶ Den Spargel mit Wasser übergießen und gut aufkochen. Bei mittlerer Hitze weitersprudeln lassen. Nach etwa 2 bis 4 Stunden ist noch ein Restsud von einem Liter vorhanden. Diesen Sud durch ein sauberes

So wird's gemacht

PRAXIS

Schönheitspflege ganz natürlich

Leintuch abgießen und etwas abkühlen lassen. Dann das Öl hinzufügen, alles wieder zum Kochen bringen und weiterköcheln lassen. Zwischendurch immer wieder umrühren, bis das Wasser verdampft ist. Dieser Vorgang dauert nochmals 2 bis 4 Stunden. Wenn sich eine Haut bildet und das Öl nur noch wenig sprudelt, sollte man es besonders gut überwachen, da der Kräutersud plötzlich sehr schnell am Topf »anlegen« und verbrennen kann. Das Spargelöl ist fertig, wenn einige kalte Wassertropfen mit einem krachenden Geräusch auf der Oberfläche zerplatzen.

Jetzt besonders gut aufpassen

Anwendungsbereich

Das Öl wirkt entschlackend.

▶ Dieses Öl eignet sich für Ganzkörper- und Teilmassagen (ab Seite 69 und ab Seite 87).

Gesunde, schöne Haut

Die Haut verwöhnen

Die Haut kann nach einer Entbindung trockener, unreiner oder empfindlicher als vorher sein. Oft braucht sie mehr Pflege. Ein bewährtes Hautpflegemittel ist Naturerde oder Lehm. Äußerlich angewandt wirkt Lehm antibakteriell, gewebefe-

Hilfe: Mein Haar geht aus!

Viele Mütter klagen über starken Haarausfall im ersten Jahr nach der Geburt. Ursache dafür ist die Hormonumstellung. Folgende Mischung kann den Haarausfall lindern:

● 30 ml Sesamöl, je 1 Tropfen Rosmarinöl und Thymianöl, 2 Tropfen Sandelholzöl

▶ Mit dieser Mischung 5 Minuten lang die Kopfhaut massieren.

● Besonders wirksam bei Haarproblemen ist die Pflanze Bhringraja, die in vielen ayurvedischen Haarwuchsmitteln enthalten ist (Bezugsquellen auf Seite 93).

stigend, entgiftend und desodorierend. Er ist aufgrund zahlreicher Mineralstoffe wie Kieselsäure, Kalzium, Eisen, Magnesium und Kalium auch ein bewährtes Heilmittel.

Für die folgende Rezeptur eignet sich feinpulvrige grüne Naturerde aus den Lehmgruben Südfrankreichs besonders gut. Sie können sie im Reformhaus, Naturkostladen oder Kosmetikgeschäft kaufen.

Erde: pflegend und heilend

Hautpflege mit Naturerde

Das brauchen Sie:
200 g Naturerde, 50 ml abgekochtes Wasser, 10 ml Nachtkerzenöl, 3 Tropfen Weihrauchöl, 3 Tropfen Sandelholzöl

Zutaten

Gesunde, schöne Haut

PRAXIS 79

> **WICHTIG**
> Eine Massage mit Lehm wirkt kühlend. Deshalb nicht in der kalten Jahreszeit anwenden. Die Behandlung sollte auch nicht zu lange dauern (maximal 20 Minuten), da sie sonst den Kreislauf zu sehr belastet.

So wird's gemacht

▶ Die Naturerde mit abgekochtem Wasser zu einer Creme verrühren. Dazu geben Sie die Öle.

Anwendungsbereich

Wirkt hautpflegend und gewebefestigend.

▶ Die Mischung eignet sich für eine Körpermassage (ab Seite 69 und ab Seite 87) oder eine Ganzkörperpackung.
Für eine Massage nehmen Sie die Naturerde portionsweise in die Hand und massieren dann den Körper zügig damit ein.
Für eine Packung die Naturerde wie eben beschrieben mischen und messerrückendick auf den ganzen Körper auftragen. Dabei an den Beinen beginnen.
Um die Packung auch auf dem Rücken aufzutragen, benötigen Sie eine zweite Person, die Ihnen hilft.

Massage oder Packung mit Naturerde

Legen Sie sich dann entspannt auf eine Unterlage (zum Beispiel ein Laken). Nach 15 Minuten waschen Sie die Packung mit reichlich warmem Wasser ab. Reiben Sie danach den Körper nochmals mit Öl oder Creme ein. Die Haut fühlt sich nun wunderbar geschmeidig an.

Wohltat für strapazierte Haut

Wichtig: Wenn die Lehmmasse antrocknet, kann die Haut leicht jucken oder brennen. Sollten Sie das als zu unangenehm empfinden, waschen Sie den Lehm bitte sofort ab.

Körperpeeling

Das brauchen Sie:
100 g Kichererbsen- oder Dinkelmehl, 10 g Bockshornkleesamen, 10 g Wacholderpulver, 10 ml Mineralwasser, 10 ml Basisöl (Seite 27)

Zutaten

▶ Verrühren Sie alle Zutaten zu einer Paste.

So wird's gemacht

Wacholderpulver wirkt entgiftend, Bockshornkleesamen hautverschönernd.

Anwendungsbereich

▶ Massieren Sie die Peelingpaste in die gereinigte Haut ein. Kurz einwirken lassen und abspülen. Etwa 1- bis 2mal wöchentlich anwenden.

> **TIP!**
> Sie können das Peeling noch mit 1 Teelöffel Nachtkerzenöl verfeinern. Dieses Öl wirkt hormonell ausgleichend und hautpflegend.

Zurück zur Figur

Das Baby ist da, die Figur ist weg! – So sehen es zumindest viele junge Mütter. Bauchmuskulatur, Beckenboden, Taille, Oberschenkel, Busen: Alles hat ein bißchen an Schwung verloren und soll nun wieder gefestigt und an den richtigen Platz »verwiesen« werden. Auf den nächsten Seiten finden Sie einige wirksame Übungen dazu.

Wieder in Form kommen

Gymnastik im Wochenbett

Die folgenden Übungen stärken Bauchmuskulatur und Beckenboden und sind gut für die Rückbildung der Gebärmutter.

▶ Wenn die Geburt komplikationslos verlaufen ist, können Sie mit diesen Übungen bereits am 2. Tag nach der Entbindung im Bett beginnen.

Den Beckenboden kräftigen

1 Legen Sie sich auf den Bauch, die Arme entspannt neben dem Körper.
● Versuchen Sie nun, den Kopf ein wenig anzuheben. Gleichzeitig heben Sie beide Beine an.
● Halten Sie die Position, und zählen Sie dabei bis sieben.
● Dann Kopf und Beine langsam wieder senken. Die Übung 10mal wiederholen.
● Wenn Ihnen das gleichzeitige Anheben noch zu schwer fällt, heben Sie Kopf und Beine abwechselnd.

Langsam beginnen

Wichtig: Haben Sie Nacken- oder Halswirbelprobleme, so achten Sie darauf, daß Sie bei dieser Übung den Nacken unbedingt gerade halten.

2 Die gleiche Übung wie oben beschrieben, nur daß Sie diesmal jeweils nur ein Bein anheben: zuerst das linke, dann das rechte. Bitte auf jeder Seite 10mal wiederholen.

Versuchen Sie, Bein und Kopf gleichzeitig anzuheben

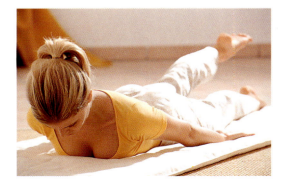

Yoga für zu Hause

Gut für die Bauchmuskeln

3 Legen Sie sich jetzt auf den Rücken, die Arme entspannt an der Seite. Heben Sie wie bei den Übungen 1 und 2 Kopf und Beine gleichzeitig an. Diese Übung 5mal wiederholen.

4 Auf dem Rücken liegend die Füße aufstellen. Die Knie bilden einen rechten Winkel.
- Jetzt das Becken anheben. Nur Füße und oberer Rücken berühren noch den Boden.
- Diese Stellung einige Sekunden halten. Versuchen Sie dabei, den Po anzuspannen.
- Den Körper wieder senken, so daß Sie auf dem Boden liegen.
- Die Übung anfangs 3mal, später bis zu 10mal wiederholen.

Das Becken heben und dabei den Po fest anspannen

Yoga für zu Hause

Wenn das Baby ein paar Wochen alt ist, können Sie mit den folgenden Übungen beginnen. Sicher fühlen Sie sich schon wieder etwas kräftiger, und auch Ihr Leben ist vielleicht nach dem Chaos der ersten Wochen ruhiger geworden. Versuchen Sie, sich einige Minuten am Tag für die Übungen zu »reservieren«.

Zeit für sich selbst nehmen

Kräftigende Übungen

Die Kerze (Ashvini Mudra)

Diese Yoga-Übung stärkt den Beckenboden und hilft auch gegen Hämorrhoiden, Inkontinenz und Gebärmuttervorfall.

Die Kerze ist sicher vielen bekannt. Hier eine »anspruchsvollere« Version dieser Übung.

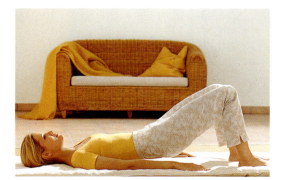

5 *Hilfe bei Krampfadern:* Auf den Rücken legen und mit erhobenen Beinen langsam »radfahren«. Versuchen Sie, die Übung etwa 5 Minuten lang durchzuhalten.

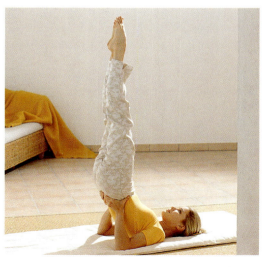

PRAXIS

Zurück zur Figur

Den Po im Wechsel anspannen und locker lassen

▶ Auf den Rücken legen. Langsam Beine und Po zur (bekannten) Kerze nach oben strecken, so daß Sie nur noch auf dem oberen Teil des Rückens liegen. Die Hände stützen Sie in die Taille. Das Gesäß ist dabei fest angespannt.
● In dieser Stellung (Kerze) ungefähr 10 Sekunden bleiben.
● Die Gesäßmuskeln entspannen, dann wieder fest anspannen. Das wiederholen Sie in gleichmäßigem Rhythmus 10- bis 30mal.

Heuschreckenhaltung (Shalabhásana)

Für eine schlanke Taille: Abwechselnd Beine und Oberkörper anheben

Diese Übung hilft gegen Hüft- und Taillenspeck und reguliert auch die Darmtätigkeit, denn sie ist gut gegen Verstopfung.

▶ Legen Sie sich flach auf den Bauch, die Hände unter den Oberschenkeln.

● Während Sie einatmen und die Luft anhalten, heben Sie zuerst langsam das ausgestreckte rechte Bein, dann das linke. Bleiben Sie einige Sekunden in dieser Stellung. Sie können auch beide Beine gleichzeitig gestreckt nach oben heben, das ist etwas schwieriger.
● Während Sie ausatmen, senken Sie die Beine wieder.
● Nun heben Sie langsam den Oberkörper, ohne die Hände zu Hilfe zu nehmen, dabei einatmen. Die Kraft kommt aus dem Taillenbereich. Diese Stellung für einige Sekunden halten.
● Ausatmen und in die Ausgangsposition zurückkehren.
● Wiederholen Sie die gesamte Übung 5- bis 7mal. Danach bleiben Sie eine Weile auf dem Bauch liegen und entspannen sich ganz bewußt.

Spannung aus der Körpermitte

Entspannungsübungen

Die Schwierigkeit der folgenden Übungen besteht im »Ruhigliegen«: Wahrscheinlich fühlen Sie sich anfangs noch unruhiger, als Sie sowieso schon sind. Aber schon nach wenigen Minuten werden Sie die Ausgeglichenheit und Ruhe spüren.

Die Ruhe genießen

▶ Für die Übungen brauchen Sie eine warme, bequeme, aber nicht zu weiche Unterlage.

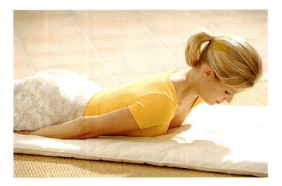

PRAXIS
Yoga für zu Hause
83

Toter Mann (Shavasan)

Völlig entspannen

▶ Legen Sie sich mit leicht gespreizten Beinen entspannt auf den Rücken. Die Arme liegen locker, mit den Handflächen nach oben, auf dem Boden.
● Versuchen Sie mit allen Körperteilen den Boden zu spüren. Machen Sie sich bewußt, daß Sie liegen – angenehm schwer.
● Richten Sie ihre Aufmerksamkeit auf die Kontaktpunkte des Körpers mit dem Boden: Sie spüren, wie der Hinterkopf den Untergrund berührt, die Schultern, Unterarme, Hände usw.
● Bleiben Sie mindestens 5 bis 10 Minuten liegen.

Die Delphinhaltung

Bewußt entspannen und den Boden unter sich erspüren

● Legen Sie sich auf den Bauch. Ihre Stirn liegt auf den ineinander verschränkten Händen. Die Beine fallen locker auseinander (Zehen zeigen nach außen).

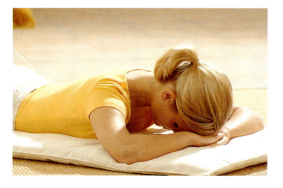

● Erspüren Sie die Berührung Ihres Körpers mit dem Boden.
● Versuchen Sie, 15 Minuten in dieser Haltung zu verweilen.

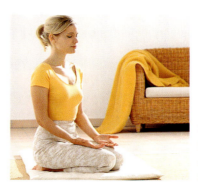

Sich auf das Fließen des Atems konzentrieren

Entspannungs-Sitzübung (Vajrasana)

● Sie sitzen aufrecht, mit gestreckten Beinen, am Boden.
● Beugen Sie nacheinander die Beine. Ziehen Sie die Fersen dicht unter das Gesäß.
● Sie knien nun auf den Fersen. Kopf, Schultern und Po bilden eine senkrechte Linie.
● Die Hände liegen locker mit nach oben gerichteten Handflächen auf den Knien.
● Schließen Sie die Augen. Achten Sie bewußt darauf, wie die Luft beim Ausatmen in Ihren Körper strömt und wieder zurückfließt. Bleiben Sie etwa 5 Minuten in dieser Haltung.
● Strecken Sie dann beide Beine nacheinander nach vorn aus.

Mit aufrechtem Rückgrat knien

Einige Minuten verharren

Gesunde Ernährung im Wochenbett

Sich bewußt ernähren

In Indien wird die Mutter während der ersten Monate nach der Geburt nicht nur mit Massagen verwöhnt, sondern auch mit speziellen Speisen von den weiblichen Familienmitgliedern bekocht.

Ayurvedisch essen

Im Ayurveda (ab Seite 15) ist die Ernährung sehr wichtig. Es wird genau darauf geachtet, was die Mutter ißt und über die

Jedem seine spezielle Diät

Im Ayurveda wird die Ernährung auf den Konstitutionstyp der Frau, das Klima und die Region abgestimmt: Eine zierliche, lebhafte Frau, die im Dezember ihr Baby zur Welt gebracht hat, würde also etwas anderes zu essen bekommen als eine etwas übergewichtige, ruhige Person, die im Juli ein Kind geboren hat. Im Rahmen eines Buches ist es natürlich nicht möglich, eine solch individuell auf jede Person abgestimmte Ernährung umfassend zu beschreiben. Deshalb finden Sie hier einige allgemeine Richtlinien für eine sinnvolle Ernährung in dieser Zeit.

Muttermilch an ihr Baby weitergibt. Denn schon in dieser Zeit wird sein späteres Eßverhalten mitgeprägt.

Auf die Qualität der Nahrung achten

Essen ist eine Therapie

Bei uns ist Ernährung leider immer noch in erster Linie Mittel zum Zweck: Das Hungergefühl soll befriedigt werden. Dabei unterschätzen wir, welche therapeutischen Möglichkeiten die richtige Ernährung hat. Vor allem chronische Krankheiten können häufig durch richtige Ernährung geheilt oder gelindert werden.
Eine spezielle Wöchnerinnen-Diät kann die Mutter schneller stabilisieren und das Gedeihen des Kindes fördern.

Richtig essen – gesund bleiben

Erdbeeren nur im Sommer

Grundsätzlich sollten Sie auf blähende Kost verzichten. Dazu gehören nicht nur alle Kohlsorten, sondern auch Blattsalate. Das Essen sollte leicht und bekömmlich sein. Gemüse und Obst der Jahreszeit gehören auf den Speiseplan: Also sicher keine Erdbeeren im Januar.

Alles zu seiner Zeit

PRAXIS
Ayurvedisch essen
85

Fleisch darf auf den Tisch

Zugreifen bei Geflügel und Fisch

Ayurvedisch essen heißt nicht vegetarisch essen, wie oft vermutet wird. Viele Inder essen aus ethischen Gründen kein Fleisch – die meisten sind ja Buddhisten und Hindus –, jedoch nicht weil ayurvedische Ernährung kein Fleisch zuläßt. Nach der Geburt bekommt eine indische Mutter kraftspendende Fleischbrühen. Auch Sie sollten möglichst etwas Fleisch in Ihren Speiseplan aufnehmen: Vermeiden Sie Schweinefleisch; helles Fleisch wie Geflügel ist zu empfehlen, ebenso Fisch.

Alles in Maßen

Nach einer Geburt ist eine ausgewogene Ernährung besonders wichtig.

Weder für Völlerei, noch für eine Fastenkur ist nach einer Entbindung der richtige Zeitpunkt. Legen Sie Wert auf eine ausgewogene Ernährung. Versuchen Sie doch einmal mit Ghee zu kochen. Das Rezept

---

Ananasgemüse nach Dr. Christa Dandekar

Ein Ayurveda-Gericht, das Wöchnerinnen guttut: Ananas wirkt schleimlösend und entwässernd, Rohrzucker enthält Eisen, das eine Frau in dieser Zeit besonders braucht.

Zutaten: 1/2 TL Senfkörner, 1 EL Ghee, 1/2 TL Gelbwurzpulver, 1 große Zwiebel, 1 große Dose Ananas (Saft abgießen), 1 EL gemahlener Koriander, 2 TL Paprikapulver, 1 Becher Joghurt, 1 EL Rohrzucker, 100 g Kokosraspeln

▶ Die Senfkörner im Ghee erhitzen, bis sie springen. Gelbwurzpulver und die in dünne Scheiben geschnittene Zwiebel zufügen. Wenn die Zwiebel goldgelb ist, den Topf vom Herd nehmen. Ananas, Koriander und Paprika mischen und mit in den Topf geben. Alles zusammen aufkochen lassen, bis die Ananas gar sind. Joghurt, Zucker und Kokosraspeln zugeben und nach Bedarf salzen.

---

dafür finden Sie auf Seite 33. Mit Ghee zubereitete Speisen sind leichter verdaulich. Außerdem ist Ghee blutreinigend und fördert den Milchfluß der stillenden Mutter.

Im Anhang auf Seite 94 finden Sie Buchempfehlungen zur ayurvedischen Ernährung.

Bekömmlich und gesund: Ghee

PRAXIS

Verwöhnprogramm für junge Mütter

Kraft und Ruhe tanken

Babys brauchen Mütter: Aber nicht genervte, müde, sondern solche, die sich ihnen mit viel Liebe, Zeit und Geduld zuwenden können. Darum sollten Sie sich selbst auf keinen Fall »vergessen«: Gönnen Sie sich Ihr persönliches Verwöhn-Ritual. Es muß gar nicht lange dauern, wichtiger ist, daß Sie Ihr Ritual regelmäßig genießen.

Zeit und Gelegenheit finden

Schenken Sie sich wenigstens einmal pro Woche eine Stunde für sich selbst. Sicher denken Sie jetzt: »Diese Zeit habe ich aber nicht!« – Doch, Sie haben!

Freiräume schaffen

Sie selbst und Ihr Baby sind wichtig

Wenn das Baby schläft oder die Oma mit ihm spazierengeht, lassen Sie den Staubsauger stehen. Auch die Betten müssen nicht gemacht werden. Sie sind in dieser Zeit mit Ihrem Baby in erster Linie Frau und Mutter – jetzt kann der Haushalt zurückstehen. Auch Ihrem Baby gefällt es sicher besser, wenn Sie erholt und ausgeruht sind, als daß die Wohnung blitzt, aber die Mama gestreßt und abgespannt ist.

Das Verwöhnprogramm vorbereiten

Was alles zum Ritual gehört, lesen Sie im Kasten auf Seite 87, was Sie schon vorbereiten können, erfahren Sie im Kasten unten. Während Sie das Badewasser einlaufen lassen, beginnen Sie schon mit der Massage.

Schnell vorbereitet

Vorbereitung auf einen Blick

- die Lieblingsmusik bereitlegen
- ein Massageöl bereitstellen oder mischen (Beispiele ab Seite 73)
- Peelingpaste anrühren (Seite 79)
- Unterlage für die Massage bereitlegen
- Ätherische Öle fürs Bad in etwas Sahne oder Milch geben – pur ins Badewasser gegeben, können sie zu Hautreizungen führen.

PRAXIS
»Ich-verwöhn-mich-Ritual«
87

Kleines Ritual – große Wirkung

So könnte Ihr »Verwöhnritual« aussehen:

- Selbstmassage für Bauch und Nacken
- ein warmes Bad mit duftenden Ölen
- natürliches Körperpeeling
- einige Yogaübungen
- Zum Abschluß genießen Sie eine Tasse Tee. Sie können zum Beispiel einen Eisenkrauttee trinken, der die Milchbildung anregt.

»Ich-verwöhn-mich-Ritual«

Entspannen Sie sich bewußt. Versuchen Sie, an etwas Angenehmes zu denken: Genießen Sie die Zeit, die Sie jetzt ganz für sich allein haben werden.

Streicheleinheiten für Körper und Seele

Danach fangen Sie mit der Selbstmassage an: Beginnen Sie mit dem Bauch.

Die Bauchmassage

Der Bauch – das Zentrum des Körpers

Regelmäßige Bauchmassagen wirken entblähend und mildern Unruhe und Ängste. Sie festigen Gewebe und Muskulatur und sind gut für die Figur.

▶ Legen Sie sich auf eine warme Unterlage auf den Boden. Sie liegen auf dem Rücken. Decken Sie sich warm zu. Das Schälchen mit dem angewärmten Öl steht griffbereit neben Ihnen. Schließen Sie die Augen, und liegen Sie einfach nur völlig entspannt da. Überlassen Sie sich dem natürlichen Rhythmus Ihres Atems. Lauschen Sie in sich hinein. Beim Ausatmen spüren Sie, wie der Atem durch Ihren ganzen Körper fließt.

Bewußt entspannen

- Tauchen Sie Ihre Fingerspitzen ins Öl, und beginnen Sie, langsam und spiralförmig im Uhrzeigersinn um den Nabel herum zu kreisen.
- Immer wieder beginnt diese Spirale in der Bauchmitte und vergrößert sich über den ganzen Bauch.
- Wenn Sie das Gefühl haben, daß der Bauch gut eingeölt ist, streichen Sie mit der flachen Hand kreisend über den Bauch.
- Sie beginnen mit der rechten Hand und beschreiben einige Kreise. In dem Moment, in dem die Hand auf der rechten Bauchseite ist, legen Sie die linke Hand auf die linke Bauchseite und massieren ebenfalls im Uhrzeigersinn. Während die rechte Hand den Kreis nach oben weiter zieht, streicht die linke nach unten.

Um den Nabel kreisen

PRAXIS

Verwöhnprogramm für junge Mütter

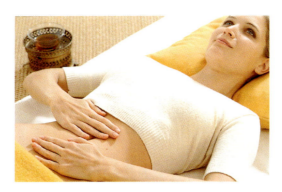

Den Bauch in kreisenden Bewegungen massieren

- An einem Punkt des Bauches werden sich Ihre Hände überkreuzen. Führen Sie hier einfach eine Hand über die andere hinweg, ohne die Bewegung zu unterbrechen.
- Massieren Sie mit mehr Druck, aber nur so fest, wie es Ihnen angenehm ist. Kreisen Sie ungefähr 20mal mit beiden Händen, danach noch 7mal nur mit der rechten Hand.
- Zum Schluß legen Sie beide Hände übereinander auf den Nabelbereich.

Selbstmassage für Schultern und Nacken

Die Schultern entlasten

Streß, wenig Schlaf, ständiges Tragen des Babys – das sind nur ein paar Ursachen für Verspannungen im Nacken und in der Schulterpartie. Die folgenden einfachen Griffe helfen, Verspannungen zu lösen oder ihnen vorzubeugen.

▶ Sie sitzen auf einer bequemen Unterlage am Boden. Das angewärmte Öl steht bereit. Wiederholen Sie die folgenden Griffe jeweils 5mal.

- Setzen Sie sich aufrecht hin. Atmen Sie ein, und ziehen Sie beide Schultern bewußt hoch.
- Lassen Sie beim Ausatmen die Schultern fallen. Dabei können Sie auch hörbar stöhnen oder seufzen.
- Umfassen Sie mit der rechten Hand die linke Seite des Halses. Streichen Sie langsam über die linke Schulter zum Oberarm.

Verspannungen im Nacken zur Schulter hin wegmassieren

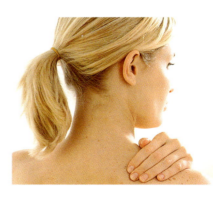

- Legen Sie die Fingerspitzen der rechten Hand links an den Halsansatz. Massieren Sie fest in kleinen Kreisbewegungen zur Schulter hin.
- Legen Sie dann die rechte Hand locker auf die linke Schulter. Streichen Sie mit dem Daumen fest vom Halsansatz über

»Ich-verwöhn-mich-Ritual«

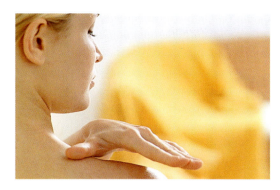

Mit den Daumen etwas fester die Nackenpartie ausstreichen

die Muskulatur bis zur Schulter.
● Zum Schluß mit flacher Hand die Schulterpartie ausstreichen.

▶ Danach führen Sie die Massage mit der linken Hand auf der rechten Seite durch.

Entspannendes Bad

Nach der Massage kommt der entspannende Höhepunkt: das Bad. Das Wasser sollte nicht wärmer als 38 °C sein, damit Ihr Kreislauf nicht zu sehr belastet wird. Kurz bevor Sie ins Wasser steigen, geben Sie etwa 5 Tropfen ätherisches Öl hinein: vielleicht das sinnliche Ylang Ylang oder das exotische Neroli? Geben Sie das Öl zuerst in etwas Sahne oder Milch, da es pur die Haut reizen könnte, und gießen Sie alles zusammen ins Wasser. Nach dem wohltuenden Bad trocknen Sie sich ab und reiben den ganzen Körper

Im duftenden Wasser entspannen

mit der bereits vorbereiteten Peelingpaste ein (Rezept Seite 79). Lassen Sie die Paste kurz einwirken, und waschen Sie anschließend den Rest in kreisenden Bewegungen mit einem Waschlappen ab.
Danach cremen oder ölen Sie sich noch einmal ein.

Und danach …

Zum Abschluß Ihres kleinen Rituals passen einige Yogaübungen gut. Entspannende Übungen finden Sie ab Seite 82. Danach setzen Sie sich warm eingehüllt an ein kuscheliges Plätzchen und trinken eine Tasse Tee, vielleicht einen Eisenkrauttee (siehe Kasten Seite 87). Und schon klingelt es an der Tür, und Ihr kleiner Liebling ist wieder da.

Frisch und ausgeruht das Baby in Empfang nehmen

Baden nach der Massage

● Die im Öl enthaltenen Wirkstoffe dringen durch die Wärme des Wassers tiefer in den Körper ein und können so ihre heilende Wirkung besser entfalten.
● Sie können eine Stunde oder länger in der Wanne liegen, ohne daß die Haut austrocknet: Das Öl schützt den wasserlöslichen Säureschutzmantel der Haut.
● Öl hat eine reinigende Wirkung. Man kann also beim Bad nach der Massage auf Seife oder einen Badezusatz verzichten.

Zum Nachschlagen

Die Tabelle auf diesen beiden Seiten informiert Sie über Wirkung, Besonderheiten und die ungefähren Preise verschiedener Basis- und Kräuteröle. Auf Seite 92 finden Sie ätherische Öle, die sich für die Pflege Ihres Babys eignen und die für junge Mütter empfehlenswert sind.

Lassen Sie sich nicht durch die teilweise recht hohen Preise der ätherischen Öle abschrecken: Sie brauchen davon ja jeweils nur wenige Tropfen. Oft werden die Öle in Packungsgrößen von 1 ml verkauft. In dieser Menge sind sie dann wieder erschwinglich.

Fette Öle und Kräuteröle im Überblick

Basis- und Kräuteröle	Wirkung	Besonderheiten	Ca-Preis für 250 ml in DM
Avocadoöl	nährend	hoher Vitamin-A-Gehalt, für trockene Haut geeignet, mineralstoffreich	45,00
Bala-Rosen-Öl	stärkend, aufbauend, ausgleichend	spezifisches Frauen- und Babyöl	75,00
Borretschsamenöl	hilft gegen Hauterkrankungen		110,00
Hanföl	hilft bei Hauterkrankungen, Allergien und Neurodermitis		45,00
Haselnußöl	nährend	für trockene Haut geeignet	15,00
Johanniskrautöl	wundheilend, nervenstärkend, hilft bei Sonnenbrand und leichten Verbrennungen		11,50
Jojobaöl	entzündungshemmend	unbegrenzt haltbar, reich an Vitamin E	40,00

Fette Öle und Kräuteröle im Überblick

Basis- und Kräuteröle	Wirkung	Besonderheiten	Ca-Preis für 250 ml in DM
Kokosnußöl	kühlend, feuchtigkeits-spendend	verfestigt sich, muß vor Gebrauch erwärmt werden, beinhaltet einen natürlichen Lichtschutzfaktor	3,50
Kurkumaöl (Gelbwurz)	haut- und gewebefestigend, entschlackend	ein traditionelles indisches Babypflegeöl	Rezept auf Seite 30
Macadamianußöl	hautglättend	hoher Anteil ungesättigter Fettsäuren	25,00
Maiskeimöl	nährend		4,00
Mandelöl	nährend, pflegend	dringt leicht in die Haut ein	40,00
Nachtkerzenöl	hormonell ausgleichend, beruhigend, gut gegen Neuro-dermitis		125,00
Neembaumöl	entschlackend, gut gegen Hauterkrankungen		50,00
Olivenöl	pflegend, wundheilend		6,50
Ringelblumenöl	entzündungshemmend, wund-heilend, pflegend	gut geeignet für die Babypflege	22,00
Sandelholzöl	entzündungshemmend, kühlend, reinigend		Rezept auf Seite 31
Schwarzkümmelöl	milchbildend, gut gegen Haut-erkrankungen und Allergien		38,00
Sesamöl	erwärmend	mineralstoff- und vitaminreich	6,00
Sonnenblumenöl	stärkend	für jeden Hauttyp geeignet, hoher Vitamin-E-Gehalt	4,00
Weizenkeimöl	nährend, regenerierend	reich an Vitamin E	35,00
Wildrosenöl	harmonisierend	gut für Babys und Frauen	50,00

Zum Nachschlagen

Ätherische Öle für Baby und Mutter

Für das Baby	Wirkung	Ca.-Preis für 10 ml in DM
Cajeput	gut gegen Husten und Erkältung, stark antiseptisch	8,00
Fenchel	entblähend	12,00
Kümmel	entblähend	20,00
Lavendel	beruhigend, krampflösend, entspannend	12,00
Myrte	hilft gegen Husten	20,00
Römische Kamille	hilft bei Krämpfen, Magen- und Darmbeschwerden	90,00
Rose	harmonisierend, beruhigend, stimmungsaufhellend	250,00
Vanille	beruhigend	50,00
Zitrone	desinfizierend, fiebersenkend	9,00

Für die Mutter		
Bergamotte	stimmungsaufhellend	12,50
Dill	milchbildend, entblähend	25,00
Eisenkraut	milchbildend	160,00
Jasmin	milchbildend, hormonell ausgleichend, krampflösend	250,00
Kalmus	stoffwechselaktivierend	25,00
Lavendel	beruhigend, krampflösend, entspannend	12,00
Lemongrass	lymphanregend, gefäßstärkend	7,50
Melisse	entblähend, beruhigend	300,00
Nelke	uteruskräftigend, entblähend, erwärmend	8,00
Neroli	stimmungsaufhellend	140,00
Rose	harmonisierend, beruhigend, stimmungsaufhellend	250,00
Salbei	milchreduzierend, entzündungshemmend	15,00
Sandelholz	hautverschönend, entzündungshemmend	35,00
Vetiver	stärkend und erdend	18,00
Wacholder	entschlackend	28,00
Weihrauch	hautstraffend	18,00

Adressen und Bücher, die weiterhelfen

Adressen, die weiterhelfen

Neben den hier genannten Adressen bieten auch Apotheken, Naturkost- und Asialäden Öle und Kräuter an.

Kräuter
Kräuterhaus Lindig
Blumenstraße 15
D-80331 München

Maienfelser Naturkosmetik
(Öle, Produkte für Mutter und Kind)
D-71543 Wüstenrot-Maienfels

Ayurvedische Produkte
Ayurveda-Zentrum München
Volkartstr. 32
D-80634 München

Ayursan
Thomas Ostermayer
Heilbergweg 10
D-78244 Gottmadingen

Bastei-Apotheke
Karl-Theodor-Str. 38
D-80803 München

SEVA-Produkte
Helga Schmidt
Leutstettener Straße 67 a
D-81477 München

AMC Ayurvedic Multi
Cosmetic Verena Navazzio
Türkenstraße 68 a
D-80799 München

KräuterDrogerie Birgit Heyn
Kochgasse 34
A-1080 Wien

Kaltgepreßte Basisöle
Ölmühle Walz
Appenweierer Straße 56

D-77704 Oberkirch/Baden
Ätherische Öle
PRIMAVERA Life
Am Fichtenholz 5
D-87477 Sulzberg

KräuterDrogerie Birgit Heyn
(Adresse siehe rechte Spalte)

Sonstige empfehlenswerte Massageöle
WELEDA AG
D-73522 Schwäbisch Gmünd
und
Gauermanngasse 2–4
A-1010 Wien

Informationen
zur ayurvedischen Frauen- und Kinderpflege
Ayurveda-Zentrum München
(Adresse siehe rechte Spalte)

Dr. med. Govin Dandekar
Hemigkofener Str. 17
D-88079 Kressbronn

Ayurvedische Massagen für Wöchnerinnen
Frauenklinik des Roten Kreuz
Oberschwester
Anneliese Kolb
Taxisstraße 3
D-80643 München

Mobiler Massagedienst für Wöchnerinnen über
Ayurveda-Zentrum München
(Adresse siehe rechte Spalte)

Kurse in Babymassage
Dr. Madhura Dixit
c/o Praxis Dr. med. Dandekar
(Adresse siehe oben)

Auch in vielen Volkshochschulen, Geburtshäusern und verschiedenen Einrichtungen für Mütter und Babys werden

Kurse in Babymassage angeboten.

Kurse in Wöchnerinnenmassage
Das Ayurveda-Zentrum München bietet Weiterbildungslehrgänge für Hebammen, Krankenschwestern, Physiotherapeuten und Masseure an.

Bücher, die weiterhelfen

Babymassage
Montagu, A., *Körperkontakt.*
  Die Bedeutung der Haut für die Entwicklung des Menschen;
  Klett-Cotta Verlag, Stuttgart
Hilsberg, R., *Körpergefühl. Die Wurzeln der Kommunikation zwischen Eltern und Kind;*
  Rowohlt Verlag Reinbek
Leboyer, F., *Sanfte Hände. Die traditionelle Kunst der indischen Babymassage;*
  Kösel-Verlag, München

Ayurveda
Zoller, A., Nordwig, H., *Heilpflanzen der Ayurvedischen Medizin. Ein praktisches Handbuch;* Haug-Verlag, Heidelberg
Schutt, K., *Ayurveda für jeden* und *Ayurveda. Sich jung fühlen ein Leben lang;* Gräfe und Unzer Verlag, München
Bühring, A., Räther, P., *Ayurveda – typgerecht kochen;* Gräfe und Unzer Verlag, München

Zum Nachschlagen

Ergänzende Themen
(alle Titel aus dem Gräfe und
Unzer Verlag, München)
Cramm, D. von, Schmidt,
Prof. Dr. E., *Unser Baby. Das
erste Jahr*
Flade, Dr. med. S., *Neuroder-
mitis natürlich behandeln*
Keudel, Dr. med. H., *Kinder-
krankheiten*
Mansmann, Dr. med. V., *Total
erschöpft. Mit Naturheilmitteln
zu neuer Energie*
Schneider, Dr. med. A., *Sanfte
Medizin für Frauen*
Seßler, S., *Unser Baby – das erste
Jahr (Babykalender)*
Schutt, K., Massagen, *Wohltat
für Körper und Seele*
Stellmann, Dr. med. M.,
*Kinderkrankheiten natürlich
behandeln*
Stumpf, W., *Homöopathie für
Kinder*
Wagner, Dr. F., *Akupressur. Hei-
lung auf den Punkt gebracht.*
Werner, M., *Ätherische Öle* und
*Sanfte Massage mit ätherischen
Ölen*

Beschwerden- und Sachregister

A
Abendmassage *siehe*
  Babymassage, entspannende
Abstillen, Hilfen zum 76
Allergietest 41
Ananasgemüse 85
Ashvini Mudra *siehe* Kerze
Ayurveda 15 ff, 34 ff, 84

B
Baby-Doshas 34 ff
Babygymnastik 57
Babymassage
– für Neugeborene 40, 43
– vom 2. bis 7. Monat 44 ff
– vom 8. bis 12. Monat 54 ff
–, Anleitungen zur 43 ff
–, anregende 44 ff
–, Bad nach der 57
–, entspannende 50 ff
–, indische 15, 20
–, Wirkung der 13
Bala-Öl 18, 20
Basisöle *siehe* Öle, fette
Bauchmassage für die Mutter
  siehe Selbstmassage
Bauchmuskeln stärken 80 ff
Bauchweh beim Baby 59 ff
–, Massagen gegen 60 ff
–, Ölmischungen gegen 60
Beckenboden stärken 80 ff
Berührung im ersten Lebens-
  jahr, Bedeutung der 11 ff
Blähungen beim Baby 59 ff
Brustentzündung 76
Brustwarzen, Hilfe bei
  wunden 76

C
Calendula officinalis *siehe*
  Ringelblumen

D
Dais 18
Dauer der Babymassage 40
Delphinhaltung 83

Depression 73 f
Diät, ayurvedische 84 f
Dosha 16, 34 ff
-dominanz 34 ff
Dreimonatskoliken 59

E
einölen, das Baby 41
Eisenkrauttee 87, 89
Entbindung siehe Geburt
Entspannungs-Sitzübung 83
Erbrechen des Babys 61 f
–, Massage bei 62
Erfahrungsbericht der Autorin
  zur Babymassage 22 f
Erkältung bei Babys 62
–, Massage gegen 62
Erkältungsöl 62
Ernährung
– für stillende Mütter 84 f
–, ayurvedische 84 f
–, gesunde im
  Wochenbett 84 f
Erschöpfung, Hilfe gegen 73 ff

F
Fieber, keine Massage bei 42,
  59
Figur, zurück zur 80 ff
Frauenöl 74
Frühgeborene 12
Fuß- und Beinmassage für die
  Wöchnerin 69 ff

G
Gammalinolensäure *siehe*
  Neurodermitis
Ganzkörperpackung *siehe*
  Lehm
Gebärmuttervorfall vorbeugen
  81 f
Geburt 17 ff, 66 f
Gelbwurzöl *siehe* Kurkumaöl
Geschichte der Massage 13 f
Ghee 33
–, Kochen mit 85
Goldpulver 21
Griffe *siehe* Massagegriffe
Gymnastik im Wochenbett
  80 f

Beschwerden- und Sachregister

H
Haarausfall, Hilfe gegen hor-
  monell bedingten 78
Hämorrhoiden, Hilfe bei 81
Hände, warme 41
Haut, gesunde, schöne 78
Hautfunktionen 9
Heuschreckenhaltung 82
Husten, bei Babys 62 f
–, Massage gegen 63
–, Öl gegen festsitzenden 62 f
Hustenreiz lindern 63

I
Inkontinenz, Hilfe gegen 81

K
Kapha *siehe* Dosha
Kerze 81f
Konstitutionstyp 15 f, 34 f, 84 f
Körperpackung *siehe* Lehm
Körperpeeling 79
Krampfadern 69, 81
Kräuter 28 ff
Kräuteröl 28 ff
–, Grundrezept für 30
Kräuterpaste 32, 37
Kurkumaöl, Rezept für 30 f
Kurzmassage 56

L
Lämmchen *siehe*
  Baby-Doshas
Leboyer, Frédérick 16
Lehm 78 f
–, Ganzkörperpackung mit 79
–, Hautpflege mit 78 f
–, Massage mit 79

M
Massage 8 ff
– bei Naturvölkern 13
– des Herzens 10
–, therapeutische 10
–, kosmetische 10
-anleitungen für Babys 43 ff
-anleitungen für die Partnermassage 69 ff
-anleitungen für die Selbstmassage 87 ff

-griffe 11
-tradition 13 f
Massageöle 26 ff
– für das Baby 28
– für die Wöchnerin 69
–, Grundrezept für 27
Mastitis, *siehe* Brustentzün-
  dung
Mazerat selbst herstellen 31 f
Milchbildungsöl, Rezept für 75
Milchstau 76
Montagu, Ashley 12
Morgenmassage *siehe* Baby-
  massage, anregende
Musik zur Massage 38 f

N
Naturerde *siehe* Lehm
Neembaumöl 62
Neurodermitis, geeignete
  Massageöle bei 63

O
Öle
–, ätherische 27
–, fette (Basisöle, Trägeröle)
  27 f
–, reife 30

P
Packung *siehe* Lehm
Partnermassage 68 ff
Paste, Massieren mit
Peeling *siehe* Körperpeeling
Pitta *siehe* Dosha
Prakriti 34
Pumababy *siehe* Babydoshas

R
Räucherung, indische 21
Ringelblumen 31 f
-mazerat 31 f
Rückbildungsgymnastik 80 f
Rückenmassage
– für Babys 54 ff
– für Wöchnerinnen 71 f

S
Sandelholzöl, Rezept für 31
Sandelholzpaste, Rezept für 63

Schwarzkümmelöl 77
Selbstmassage 87 ff
– für den Bauch 87 f
– für Schultern und
  Nacken 88f
Shalabhásana *siehe*
  Heuschreckenhaltung
Shavasan *siehe* Toter Mann
Sich selbst verwöhnen *siehe*
  Verwöhnritual
Sonnenbrand lindern 63
Stillen 67, 75

T
Teddybär *siehe* Baby-Doshas
Temperatur während der Baby-
  massage 38
Toter Mann 83
Trägeröle *siehe* Öle, fette
Tridoshalehre 16, 34 ff

V
Vajrasana *siehe* Entspannungs-
  Sitzübung
Vata *siehe* Dosha
Verstopfung, Hilfe gegen 82
Verwöhnritual 86 ff
Vorbereitung der
– Babymassage 38 ff
– Partnermassage 68
– Selbstmassage 86

W
Wochenbettdepression 73 f
Wöchnerinnendiät 84 f
Wöchnerinnenmassage 68 ff
–, indische 17 ff
–, Öle für die 69

Y
Yoga 81 ff
– für Babys *siehe* Baby-
  gymnastik
– entspannende Übungen 82 f
– kräftigende Übungen 81 f

Z
Zeitpunkt, richtiger für die
  Babymassage 39

Zum Nachschlagen

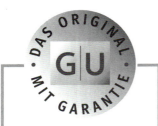

Das Original mit Garantie

Ihre Meinung ist uns wichtig. Deshalb möchten wir Ihre Kritik, gerne aber auch Ihr Lob erfahren, um als führender Ratgeberverlag für Sie noch besser zu werden. Darum: Schreiben Sie uns! Wir freuen uns auf Ihre Post und wünschen Ihnen viel Spaß mit Ihrem GU-Ratgeber.

Unsere Garantie: Sollte ein GU-Ratgeber einmal einen Fehler enthalten, schicken Sie uns bitte das Buch mit einem kleinen Hinweis und der Quittung innerhalb von sechs Monaten nach dem Kauf zurück. Wir tauschen Ihnen den GU-Ratgeber gegen einen anderen zum gleichen oder ähnlichen Thema um.

**Ihr Gräfe und Unzer Verlag
Redaktion Gesundheit
Postfach 86 03 25
81630 München
Fax: 089/41981-113
e-mail: leserservice@
graefe-und-unzer.de**

Wichtiger Hinweis
Babymassage kann die Entwicklung Ihres Kindes fördern – keinesfalls aber können die in diesem Buch beschriebenen Massagen den Arztbesuch ersetzen. Gerade bei Babys und Kleinkindern kann sich aus einem harmlosen Unwohlsein sehr rasch eine ernsthafte Erkrankung entwickeln. Sprechen Sie deshalb unbedingt zuerst mit Ihrem Kinderarzt, wenn es Ihrem Baby nicht gutgeht und Sie es massieren wollen. Beachten Sie bitte die jeweiligen Warnhinweise, da eine falsch ausgeführte Massage ebenfalls unerwünschte Nebenwirkungen haben kann.
Dies gilt natürlich ebenso für Sie selbst: Wenn Sie Beschwerden selbst behandeln möchten, sprechen Sie immer zuvor mit Ihrem Arzt, ob aus medizinischer Sicht Bedenken dagegen bestehen.

Dank
Einen herzlichen Dank an Frau Dr. med. Christa Dandekar sowie die Ayurveda-Ärztinnen Dr. Madhura Dixit und Dr. Lalitha Babu für ihre engagierte Unterstützung. Außerdem auch an Herrn Dr. Ramkumar von »AYURVEDIC TRUST« in Kerala sowie viele andere Fachleute, ohne deren Hilfe das vorliegende Buch in dieser Form nicht zustande gekommen wäre.

Wir danken allen Babys und ihren Müttern, die für unsere Fotoaufnahmen mit viel Begeisterung Modell gelegen, gesessen und gestanden haben sowie der Firma H & M (Hennes & Mauritz) Hamburg, für kostenlose Leihgaben zum Styling der Fotos.

Impressum

© 1999 Gräfe und Unzer Verlag GmbH, München
Inhaltlich unveränderte Neuausgabe von Babymassage, Gräfe und Unzer Verlag GmbH 1998
ISBN: 3-7742-3781-6
Alle Rechte vorbehalten. Nachdruck, auch auszugsweise, sowie Verbreitung durch Film, Funk, Fernsehen und Internet, durch fotomechanische Wiedergabe, Tonträger und Datenverarbeitungssysteme jeder Art nur mit schriftlicher Genehmigung des Verlages.

Redaktionsleitung: Doris Birk
Redaktion: Reinhard Brendli M.A.
Lektorat: Ina Raki

Fotos: Anna Peisl
weitere Fotos: Baby Walz Poster (Spielzeug), Rainer Binder S. 21; IFA Bilderteam: Cover; Mauritius S. 35; Hans Reinhard S. 90, 91; Sigrid Reinichs S. 75, Poster (Teddy); Reiner Schmitz S. 4, 18, 31, 33, 74, 83, 91 unten, Poster (Öle); Christof Schneider S. 26; Stock Food S. 92; Tony Stone (Tim Brown) S. 66, (David Stewart) S. 67

Umschlaggestaltung: Independent Medien Design
Innenlayout: Heinz Kraxenberger
Produktion: Ina Hochbach
Satz: Easy Pic Library
Lithos: Fotolito Longo, I-Bozen
Druck und Bindung: Auer, Donauwörth

ISBN: 3-7742-2330-0

Auflage	4.	3.	2.
Jahr	2002	2001	2000